走出时令
饮食误区

阮光锋 著

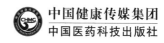

中国健康传媒集团
中国医药科技出版社

内容提要

以时令饮食为主线，从贴近生活的小故事出发，食品领域科普达人解读时令美食的择选秘籍。生动有趣的漫画，风趣平实的语言，有理有据的科学知识，帮助读者解开选择时令美食时的困惑，分辨流传多年的食品谣言，避开营养与食品安全误区。

图书在版编目（CIP）数据

走出时令饮食误区 / 阮光锋著. — 北京：中国医药科技出版社，2020.4
ISBN 978-7-5214-1570-4

Ⅰ.①走…　Ⅱ.①阮…　Ⅲ.①饮食营养学－普及读物　Ⅳ.①R155.1-49

中国版本图书馆CIP数据核字(2020)第024273号

走出时令饮食误区

美术编辑	陈君杞
版式设计	大隐设计

出版	中国健康传媒集团 | 中国医药科技出版社
地址	北京市海淀区文慧园北路甲 22 号
邮编	100082
电话	发行：010-62227427　邮购：010-62236938
网址	www.cmstp.com
规格	710×1000mm $^1/_{16}$
印张	11 $^1/_2$
字数	158 千字
版次	2020 年 4 月第 1 版
印次	2020 年 4 月第 1 次印刷
印刷	三河市万龙印装有限公司
经销	全国各地新华书店
书号	ISBN 978-7-5214-1570-4
定价	45.00 元

获取新书信息、投稿、为图书纠错，请扫码联系我们。

序

　　随着我国居民对食物营养和健康的问题越来越关心，各种说法、各种禁忌、各种研究新闻充斥于各类媒体，传播于网页和朋友圈中，让很多人面对食物无从选择，坐在餐桌面前不知所措。

　　春天吃香椿会不会致癌呢？夏天吃西瓜能不能减肥呢？秋天的螃蟹孕妇能不能吃呢？冬天能不能吃反季节蔬菜呢？

　　这些大家经常念叨的问题，在本书中都能找到答案。

　　本书作者阮光锋是食品科学硕士，在学期间就对撰写科普文章产生了浓厚兴趣，毕业后不改初心，笔耕不辍，撰写了很多食品安全相关的科普文章，也努力地经营着自己的微博、微信等自媒体。他会关注各种食品安全相关的新闻动态，及时撰文辟谣，也会经常阅读营养方面的最新文献，为自己的科普文章提供素材。作为两个可爱萌娃的父亲，他要陪宝宝一起早早睡觉，然后早早起床，抓紧时间读文献、写文章，一直坚持下来很不容易。

　　这本书，是阮光锋很多相关文章的一个集锦，也是他科普工作中的一个总结。

言归正传，对于以上人们关心的食品健康相关问题，书中会给出答案，但绝不是一句话那么简单，因为作者会用很多科学数据和研究证据，来给大家提供更全面的信息，并在此基础上给出忠告。

除了提供数据和建议之外，本书也意在培养人们的科学态度和逻辑思维。含有毒素，到底是多少量才会有害？营养素会损失，到底还值不值得吃？

阅读这本书的好处是，能够在各种混乱的说法当中，与作者一起细细地梳理各种证据，循着理性的思维逻辑，逐渐抽丝拨茧，理清头绪，从柳暗花明到豁然开朗，找到与食物和平相处之道。

有了这样的科学思维，有了这样的理性态度，就可以打开一双慧眼，把各种流言看得清清楚楚，把各种食物吃得明明白白，把日子过得更坦然、更踏实。

这是本书作者的愿望，也是所有食品健康相关科学传播者的至愿。

范志红

2019 年 11 月 15 日于北京

前言

从 2012 年起，我开始在网络上写一些营养和食品安全方面的科普文章，都是大家餐桌上经常谈论的问题。比如：

碱性食物更健康吗？

吃红枣能补血吗？

吃阿胶能美容吗？

吃胎盘真的有益健康吗？

土榨油到底是否更健康更安全？

蜂蜜会让孩子性早熟吗？

冰淇淋越不化，添加剂越多吗？

……

刚开始写的时候，我认为很多问题都是常识，便不太想长篇大论去说。但是，后来我发现，对很多常识大家还是完全不了解，甚至有很多误解，特别是飞速发展的互联网让大家身陷海量信息中，对其真假难辨。因此，我觉得还是有必要把这些"常识"传播出去，帮助更多的人获得科学的信息，了解真相。

中国人注重饮食养生，而且，不同的季节、不同的时令气候特点不同，养生方式也就有很大不同。比如到了春天要护肝，夏天要吃生姜，秋天要贴秋膘，冬天要吃萝卜……

但是，这些说法真的是科学的吗？

实际上，很多关于时令养生的说法都是受当时的环境影响而决定的。比如，以前说秋天要贴秋膘，那是因为那时候冬天没有暖气，很多人连厚一点的衣服都没有，所以，为了迎接冬天，都要提前在身体内储备一些脂肪来抵抗严寒；而以前冬天几乎没有什么新鲜蔬菜吃，维生素 C 等微量元素是很容易摄入不足的，所以就说冬天要吃萝卜，因为那是以前冬天难得能吃到的几种蔬菜之一。

但是，现在我们的生活发生了很大变化，再也不用担心冬天太冷了，几乎家家都有空调和暖气，也有了保暖的羽绒服。同时，食物的生产加工及运输储存技术更是发生了非常大的变革，大棚种植、冷链运输技术都非常成熟了，我们随时随地都能吃到全世界各地、各季节的水果和蔬菜，食物种类、食物获得便捷方面已经取得了极大进步。所以，以前那些季节饮食说法就经不起推敲了，也不用继续照搬了。

这本书就分春夏秋冬四个章节，从四个季节里最常见的一些饮食说法入手，大家可以看看这些说法到底是否真的科学，是否有必要继续照做。

比如，春季到了要不要吃动物肝脏来养肝、夏天多吃生姜是不是能延年益寿、秋天吃木耳是不是可以清肺、冬天是不是就一定要吃萝卜才健康……

当然，虽然这些季节饮食说法的依据大多都站不住脚，但我们也不用完全摒弃，毕竟这也是古人对饮食和健康的一种朴素想法。其实，我们可以从另一个角度去理解它。这也许是提示着我们要重视饮食健康，而且，要随着季节有所调整，这一点还是应该引起大家重视的。

毕竟，每个季节的气候会发生变化，可以选择的食物也是不同的，应该结合实际情况进行饮食调整。时令饮食的关键其实不是"时令"，而且"改变"——到了不同季节，饮食要做出改变，不能一年到头都吃一样的东西。这个其实跟我们的营养理念是不谋而合的。中国膳食指南建议我们每天要做到食物多样化、营养均衡。从这个角度来看季节饮食，这正是提醒我们要调整自己的饮食，随着季节改变和增加食物多样性，帮助我们获得更丰富的食物和更均衡的营养，尽量确保自己吃得更健康。

最后，关于饮食和健康的研究博大精深，饮食的细节无穷丰富，这本书不可能覆盖方方面面的内容。如果有的内容在语言、概念和例子的运用上不够准确，敬请专业人士批评指正。

阮光锋

2019 年 10 月于北京

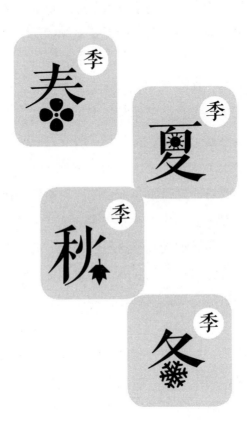

目 录

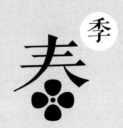

饮食误区

春季养肝要"吃肝"
大个草莓都是膨大剂催出来的
菠萝泡过盐水就不酸、不会引起过敏了
吃韭菜能壮阳
吃香椿会致癌
菠菜不能与豆腐同食
多吃菠菜能补铁
元宵节吃无糖汤圆更健康

春季养肝要"吃肝"

网上一直流传着"春季吃肝养肝"的说法，这是真的吗？吃动物肝脏真的能养肝吗？

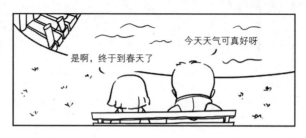

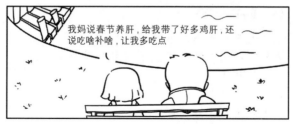

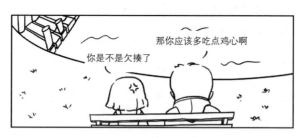

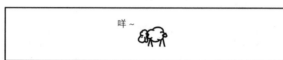

动物肝脏有什么营养?

动物肝脏是动物储备营养素的大本营,它的蛋白质含量比瘦猪肉还丰富,维生素 A 的含量远远超过奶、蛋、肉、鱼等食物。它还含有数量丰富而且吸收率非常高的铁、锌等微量元素,以及维生素 D、维生素 B_2、维生素 B_{12} 等人体所需的维生素,所以,适当吃动物肝脏对于人体获得维生素 A 等维生素和铁等微量元素都有很重要的作用。

那么,"吃肝"可以养肝吗?

其实,从科学的角度来讲,吃进去的食物,比如动物肝脏会被消化成氨基酸、脂肪酸等小分子物质,并不能达到吃啥补啥的效果。而人体肝脏是否健康其实跟均衡的饮食和健康的生活习惯都有关系,仅靠吃动物肝脏无法起到养肝的效果。所以还是不要迷信"吃肝养肝"的说法了。

吃肝补肝? 小心中毒!

实际上,如果为了补肝而吃很多动物肝脏,还得当心养肝不成反伤肝。

因为肝脏是动物体内最大的"解毒器"和毒物"中转站",进入体内的有毒有害物质,如重金属、兽药农药等,都是在动物肝脏中经过代谢、转化、解毒后排出体外。当肝脏功能下降或有毒有害物质摄入较多时,肝脏就会蓄积这些有害物质。

当然,也不是说不能吃动物肝脏。实际上,只要是正规市场购买的动物肝脏一般都是安全的。只要注意控制摄入量和烹调方法,一般来说不会"中毒"。注意不要天天吃,每次少吃一点,每次摄入量不超过 25 克。

如何安排饮食更养肝？

1. 均衡饮食，不暴饮暴食

均衡摄入营养有利于肝脏健康，建议大家参考膳食宝塔来安排自己每天的饮食。

● 要注意三餐规律、少食多餐，主食不要只吃精白米面食物，经常交替变换地吃多种粗粮全谷、杂豆、薯类食物，至少每天的主食有一半是这些粗粮谷物。肝脏是代谢糖类、储藏糖原的部位，有调节血糖浓度、维持血糖稳定的重要作用。经常过度饥饿，或者吃得太多，饥一顿饱一顿的，都很容易引起血糖不正常，给肝脏造成负担。

● 要尽量少吃甜食，限制添加糖摄入，如白砂糖、各种糖果、甜饮料、糕点、浓缩果汁、果酱、蜂蜜等，都要尽可能少吃或不吃。降低肥胖风险有利于维持肝脏的正常代谢能力。

● 建议每天吃够300~500克蔬菜，其中深色蔬菜，尤其是深色叶类蔬菜，像菠菜、油菜、茼蒿、韭菜等能够占一半以上。

● 每天吃100克左右的海带、木耳、蘑菇等各种菌藻类和笋类，获取更为丰富的膳食多糖和纤维素。

● 每天吃一份水果，约一个拳头的量。

● 每天吃 1 ~ 2 杯低脂牛奶或酸奶，同时适当吃鱼虾肉和去皮的鸡鸭肉（一天一个巴掌面积的量）。

2. 尽量不喝酒，如饮酒需限量

喝酒伤肝，酒精对于肝脏的伤害是明确无误的。长期大量饮酒，在初期表现为酒精性脂肪肝，之后会进一步发展成酒精性肝炎、酒精性肝硬化，最终可能转化为肝癌。

建议为了肝脏健康，最好不要喝酒。如果一定要喝的话，成年男性一天饮用酒精不超过 25 克，也就是最多喝高度白酒 50 克、38 度白酒 75 克、葡萄酒 250 毫升、啤酒 750 毫升；成年女性最多喝 38 度白酒 50 克、葡萄酒 150 毫升、啤酒 450 毫升。

3. 适当户外活动

冬去春来，告别严寒，天气回暖，趁着好天气走出家门，多多进行户外活动、积极动起来。

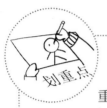

· 肝脏作为动物的重要代谢器官，更容易富集一些重金属、兽药等有害物质残留。

· 为了所谓的"养肝"效果而吃大量的动物肝脏，并不是好的选择，甚至可能伤肝。

· 吃动物肝脏时注意控制摄入量和烹调方法。

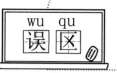

大个草莓都是膨大剂催出来的

有人说，那些个头大、长得形状奇怪的草莓都是用膨大剂催出来的，而膨大剂会致癌，并且会在人体内积累。真的是这样吗？

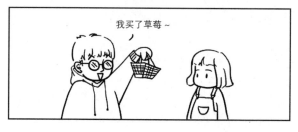

我买了草莓~

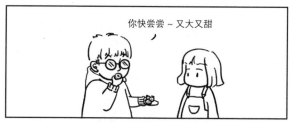

你快尝尝~又大又甜

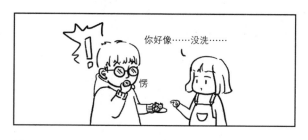

你好像……没洗……

愣

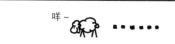

咩~ ……

又到了草莓上市的季节，红艳香甜的草莓总是让人垂涎欲滴。草莓的种类有奶油草莓、红颜草莓、丰香草莓等，个头大的，能有两个乒乓球大小，有的还长得奇形怪状。有些个头大的草莓的确有可能是使用了膨大剂，但有些则并没有使用膨大剂，而是品种使然。也就是说，如果认为那些个头大的草莓全都是激素的作用，那就不准确了。通过个头和形状来判断草莓是不是使用了膨大剂，也并不完全可靠。

草莓的大小与哪些因素有关？

首先，草莓的品种本身就是一个很重要的影响因素。有些品种的草莓个头就是会大一些，用植物激素只能增加结果率，加快生长速度，不可能把原来个头小的品种"催大"。有些个头大的草莓品种是通过杂交选育技术培养出来的，在欧美的草莓市场中有很多这类品种。

除去品种的影响，只要适当地进行疏花疏果，也可以得到更大的草莓。

如果是使用了膨大剂呢？会不会对人体有危害？

其实，膨大剂并没有大家想象的那么恐怖。膨大剂是一种植物生长调节剂，它并不是什么新奇的农药，也不是非法化学药品。

它的学名叫氯吡脲（CPPU），在水果蔬菜上均有广泛使用，它能促使植物细胞加倍分泌细胞分裂素，增加单位时间内植物细胞分裂的次数。同时，它还能促使生长素分泌，让细胞长得更大。所以从整体上来看，我们需要的"果实"就增大了。

膨大剂的安全性究竟如何？

在小鼠身上的研究发现，小白鼠口服膨大剂的急性中毒剂量为每千克体重4918毫克；如果长期接触膨大剂可能会引起小鼠体内蛋白质紊乱。但是，植物激素的使用量一般都非常低，而且，在通常条件下，膨大剂降解较快，喷施到植物上24小时后就有60%发生降解了。即使膨大剂进入

春季

动物体内，它也不会赖着不走，实验中小鼠吃下去的膨大剂在 7 天后只有 2% 存在于小鼠体内。从目前的研究结果来看，膨大剂还是很安全的。

还有很多人担心，万一农户多用了呢？

这个担心其实有点多余。为什么这么说呢？因为膨大剂具有很强的自限性，少量使用能够促进植物生长，但是，用多了反而不利于草莓长个头。所以，农户们通常也不会多用。

草莓畸形又是怎么回事呢？

那些长得奇形怪状的畸形草莓，它们产生的原因非常复杂。我们平时吃的草莓，鲜艳的红色部分并不是草莓的果实，而是草莓膨大的花托，上面类似芝麻的"种子"才是草莓真正的"果实"，它就是瘦果。而导致草莓畸形的原因很多时候是瘦果发育不良。

科学家发现，有很多因素都会影响瘦果的发育，其中，温度和湿度是影响果实发育的主要因素，这些环境因素会影响花粉的传播以及授粉的效果。草莓的品种不同，畸形果发生的概率也会有很大差异。有研究发现，章姬、丰香等品种畸形果率较低，而硕丰、硕蜜等品种畸形果率则比较高。另外，病虫危害、用药不当、栽培管理不当等都会加重畸形果的发生。所以，畸形的草莓并不一定是膨大剂的作用。

划重点

· 个头特别大、长得奇形怪状的草莓，确实有使用膨大剂的嫌疑，但并非一定就是膨大剂的作用。

· 膨大剂有非常强的自限性，少量用有好处，但用多了对草莓的生长不利，一般情况下，农户也不会用太多。

· 在安全性方面，目前还没有关于膨大剂致癌的报道和科学论证，大家也不用太担心。

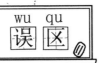

菠萝泡过盐水就不酸、不会引起过敏了

　　春季，街头卖菠萝的商贩多了起来，几乎每个商家卖的菠萝都用盐水泡着。盐水泡菠萝既能降低菠萝的酸味，又能防止食用菠萝过敏，是真的吗？

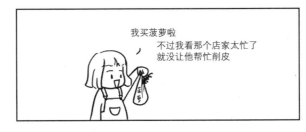

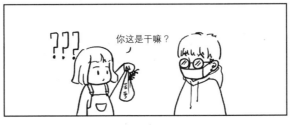

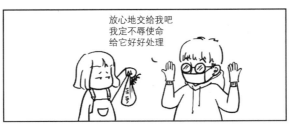

春季

9

泡盐水能降低菠萝的酸味吗？

很多人说泡盐水是为了让菠萝吃起来不那么酸，但是，盐水并没有减少酸味的效果。

有人会举例子：有些地方吃西瓜时要撒点盐，目的就是让西瓜吃起来更甜。的确，这个是味觉物质的对比作用，由于两种味觉物质同时存在会对人的感觉或心理产生影响。

不过，咸味并不会减少酸味，虽然用水泡可能会让一些酸性物质溶解到水里，但是，实际上，菠萝实在是太酸了，盐水泡后吃起来依然很酸。

泡盐水能防止菠萝蛋白酶过敏吗？

还有人说，用盐水泡菠萝是为了防止过敏。因为菠萝中有一种叫"菠萝蛋白酶"的物质，如果不这样处理直接吃，菠萝蛋白酶就会让人过敏，轻则口舌麻木，重则变成"香肠嘴"。而用盐水泡一泡就能破坏菠萝蛋白酶，让我们吃菠萝的时候不至于挂上"香肠嘴"。盐水真的有这个作用吗？

菠萝中的确含有菠萝蛋白酶，这也是一种非常常见的过敏原。有些人自己削菠萝时会感觉手痒，其实就是因为皮肤接触菠萝蛋白酶后发生了接触性皮炎，所以，切菠萝的时候最好还是戴手套。

然而，研究发现，一般金属盐如氯化钠（盐）、氯化钾对菠萝蛋白酶的影响都不大，甚至还有研究发现氯化钠有助于保持菠萝蛋白酶的活性。

实际上，现在人们提取菠萝蛋白酶的方法之一就是盐法提取，如果盐能让菠萝蛋白酶失活，那提取出来还有啥用？

既然没有什么用，为什么大家都要泡盐水呢？

我觉得还是一种经验与商业竞争的原因。就像有人用盐水泡了，还说泡了盐水的菠萝更好、不酸还不会过敏，于是其他人就都这样做，不然生意就没法做了。结果就这样形成了一个默认的做法，至于有没有用，大家也并不关心了。

怎么吃菠萝才能更好地防止过敏呢？

既然盐水泡没有什么用，那怎么吃菠萝才能防止扎嘴巴、"咬"舌头呢？其实，最简单的方法就是把菠萝煮熟，或者用开水泡几分钟。

因为，菠萝蛋白酶的最佳活性温度是 50℃ ~ 60℃，高温可以破坏菠萝蛋白酶的活性。所以，我们吃菠萝罐头的时候就没有被"咬"舌头的困扰了，菠萝罐头在制作过程中都有一个高温灭菌的过程，蛋白酶早就已经灭活了。

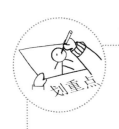

划重点

* 泡盐水并不会减少菠萝的酸味。

* 用盐水泡菠萝，并不会使菠萝中的菠萝蛋白酶失活。

* 把菠萝煮熟、用开水泡或做成罐头可以使菠萝中的蛋白酶失活，防止过敏。

春季

吃韭菜能壮阳

"正月葱、三月韭"，春天的韭菜最可口。

走出时令饮食误区

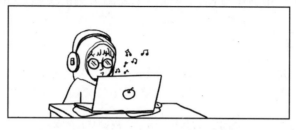

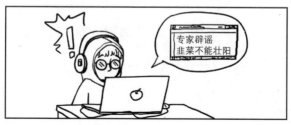

专家辟谣
韭菜不能壮阳

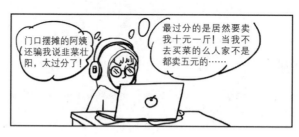

门口摆摊的阿姨
还骗我说韭菜壮
阳，太过分了！

最过分的是居然要卖
我十元一斤！当我不
去买菜的么人家不是
都卖五元的……

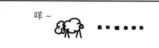

咩~

韭菜，是原产于我国的古老蔬菜，是一种比较常见的食材。近年来，随着种植技术的发展，一年365天都可以吃到新鲜的韭菜。尤其是韭菜鸡蛋饺子、韭菜炒鸡蛋、韭菜炒香干最受大众喜欢，对于男性来说更是如此，因为很多人都认为韭菜是可以壮阳的，所以又称韭菜为"壮阳草"。

韭菜有什么营养？

韭菜中的确有含硫化合物、锌、维生素C等物质，这些营养素都对我们的身体有一定好处。不过，这些物质跟男人的性功能实在没有直接的联系，而且，这些营养素也并非韭菜特有，从其他食物中一样可以获得。

以韭菜中所含的含硫化合物（如二甲基二硫醚、丙烯基二硫醚等）为例，韭菜特殊的辛辣气味就是它们的作用。虽然韭菜中的这类物质很丰富、种类也多，但是直到现在，还没有研究发现它与性能力之间的关系。而且这类含硫化合物在韭菜的近亲大葱、小葱中也存在。

韭菜真的能壮阳吗？

虽然说不出什么科学道理，但是"韭菜壮阳"的说法一直在民间广为流传。

认为韭菜会壮阳的一种理由是，韭菜含有丰富的矿物质——锌，而锌对生育能力非常重要。其实，韭菜中锌含量相当低，每100克韭菜含锌量只有0.43毫克左右，连香菇（8.6毫克/100克）也比不上。如果真的是用锌来支配雄性功能，我们还不如吃两朵香菇来得直接，省得去吞大盘大盘的烤韭菜了。

另外一种理由是说韭菜中维生素C含量丰富。其实，100克韭菜中的维生素C大概只有20毫克，而100克大白菜中维生素C含量达到约50毫克。

可见，韭菜所含的维生素C含量不如大白菜、锌含量不如香菇，与其他植物食材相比真没什么优势，更谈不上"壮阳"的功效了。

春季

重要的是，成天吃韭菜，不怕满嘴气味吓跑女神吗？

如何更助性？

其实，根本不存在什么壮阳的食物。如果某些食物真的吃了后感觉能助性，要么就是心理安慰，要么就可能加了药物成分。

2015 年，原国家食品药品监督管理总局发布通告，多种壮阳保健酒、配制酒中检出了"伟哥"（西地那非）成分！在保健酒里偷偷添加了"伟哥"，自然会有"壮阳"的效果，但这种操作的危险可是大大的。如果同时在服用别的药物，或者有其他疾病，饮用这种保健酒可能会发生不良反应，或者因不同药物之间的相互作用而造成危险！

真正的壮阳方法是强身健体，当然，在饮食方面，也应该尽量做到营养均衡。科学研究发现，均衡的饮食能够提升人们的健康状态，也能更好地助性。因此，男士们平时要尽量做到饮食均衡，不用刻意吃太多"壮阳食物"，更不要成天酒肉、大吃大喝，尤其不要大量喝酒。大量研究表明，酒精和吸烟能增加男性勃起障碍的风险，大扫"性"致。

男人想要更加威武"雄"壮，强健的体魄才是基础。想靠"吃"来壮阳，只怕会竹篮打水一场空。所以，与其想着靠饮食来提高性能力，不如锻炼身体，减掉肚子上的肥肉。

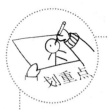
划重点

· 韭菜中有含硫化合物，但与性功能没有直接联系。

· 虽然锌元素对男性生育能力很重要，但韭菜中锌含量并不高。

· 强身健体、均衡营养才是保持身体健康的好方法。

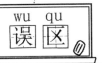

吃香椿会致癌

清明时节，正是香椿上市的时候。

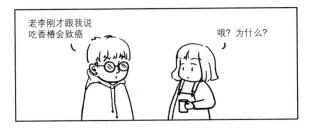

老李刚才跟我说
吃香椿会致癌

哦？为什么？

哈哈原来你不知道呀
让我来给你好好上一堂课

它那个里面吧……

这个香椿
啊……

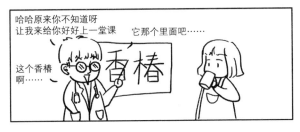

那个……
里面含有

老李怎么说的来着……

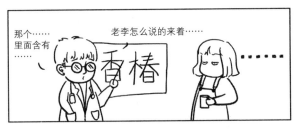

咩～

15

香椿嫩绿，风味独特，很多人都喜欢吃，香椿鸡蛋也是大家最爱的一道美食。但朋友圈有篇文章被大量转发，说吃香椿会致癌，因为含有硝酸盐和亚硝酸盐。文中还附上了某知名电视台的节目，专家现身说法，列举了详细的检测数据，看上去非常真实。

实际上，香椿确实含有硝酸盐和亚硝酸盐，但是含量并不高，只要处理得当，正常食用香椿的致癌风险非常低。

香椿中为何有亚硝酸盐？

的确，香椿中是含有硝酸盐和亚硝酸盐的。但这是太正常不过的事情了。不光香椿有，所有的植物中都有硝酸盐和亚硝酸盐。

我们知道，植物生长的时候需要氮肥。氮是自然界中广泛存在的元素，植物吸收环境中的氮，通过复杂的生化反应最终合成氨基酸。在这个过程中，产生硝酸盐是不可避免的一步。在植物体内还有一些还原酶，会把一部分硝酸盐还原成亚硝酸盐。所以，所有的植物中都含有硝酸盐和亚硝酸盐。

除了蔬菜种类本身，硝酸盐和亚硝酸盐的含量还跟种植方式、收割期等因素有关。不同蔬菜之间，同种蔬菜的不同产地、不同季节之间，硝酸盐和亚硝酸盐的含量也会有所不同。

亚硝酸盐有多大危险？

亚硝酸盐的确具有一定毒性。毒理学分析显示，亚硝酸盐具有一定的急性毒性，对龋齿动物，其半致死量为 57 毫克 / 千克。

按照这个量，正常成年人除非将亚硝酸盐直接作为食盐食用，否则基本不会达到中毒剂量。从目前的中毒案例来看，亚硝酸盐的急性中毒通常只发生在代谢能力不健全的婴幼儿或者误食大量亚硝酸盐的人身上。

其实，亚硝酸盐最令人担心的是它的慢性毒性。

因为亚硝酸盐与蛋白质分解产物在酸性条件下发生反应，易产生亚硝胺类物质，而亚硝胺是已被公认的致癌物。由于人体胃内的酸碱度恰好适宜亚硝胺的形成，因此说，亚硝酸盐会增加人们罹患癌症的风险。

到底能不能吃香椿？

至于到底能不能吃香椿，还得看香椿中亚硝酸盐的含量和我们的食用量。

因为品种、生长期的不同，香椿中硝酸盐和亚硝酸盐的含量也会有差异。不过，整体来看，发芽期香椿的硝酸盐和亚硝酸盐含量其实是最低的，随着时间的推移，硝酸盐和亚硝酸盐的含量逐渐增加。而我们平时食用的，大部分是香椿芽。

有研究对江苏、四川、湖南、湖北、河南和陕西六地的香椿芽中硝酸盐和亚硝酸盐含量进行了调查，结果发现，亚硝酸盐含量都没有超过国家限定的4毫克/千克的标准上限，硝酸盐含量从500～3000毫克/千克不等。

2002年，JECFA（联合食品添加剂专家委员会）评估认为，亚硝酸盐安全值线ADI，即每日允许摄入量（人或动物每日摄入某种化学物质，对健康无任何已知不良效应的剂量）应定为0.07毫克/千克（以亚硝酸根离子计算）。

按照这个换算，一个人的体重若为60千克，一天吃下100克的香椿芽，就有可能达到这个上限。可能很多人觉得这个量并不多。但大家要注意，我们平时只是偶尔吃香椿，也不会吃很多。况且，我们一年到头也就春季会吃，其他时候基本不会吃（想吃也很难吃到）。

另外，硝酸盐需在特定的条件下才会转化为亚硝酸盐，而香椿内含丰富的维生素C，对亚硝酸盐的形成有一定阻断作用，这种情况下硝酸盐没那么容易转化成为亚硝酸盐。

总的来说，偶尔吃点香椿倒也不用太担心会致癌。

春季

如何吃香椿更安全？

挑选香椿时，尽量选择嫩芽，并且在其最新鲜的时候就食用，这样的香椿芽所含的硝酸盐和亚硝酸盐比较少。

如果还是担心亚硝酸盐和硝酸盐的问题，建议在吃香椿的时候，尽量用沸水焯烫一下，这样可以减少三分之二以上的亚硝酸盐和硝酸盐。

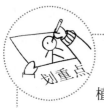

所有植物食物中都含有硝酸盐和亚硝酸盐，这是植物生长的正常反应过程。

对于正常成年人来说，除非将亚硝酸盐直接作为食盐食用，否则基本不会达到中毒剂量。

亚硝酸盐在体内会与蛋白质发生反应产生亚硝胺类，亚硝胺是已被公认的致癌物。

香椿芽的硝酸盐和亚硝酸盐含量是最低的。

正常吃点香椿的致癌风险很低，可以不用担心。

吃香椿时，用水焯一下也能去除绝大部分亚硝酸盐和硝酸盐。

走出时令饮食误区

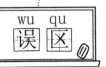

菠菜不能与豆腐同食

菠菜含有草酸，豆腐含有钙，一起吃会形成草酸钙，导致肾结石，这是真的吗？

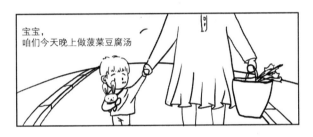

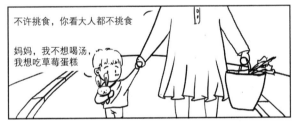

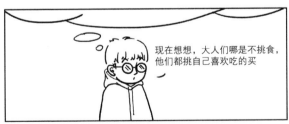

春季

春天是菠菜最嫩的季节，也是吃法最美的时候。此时的菠菜称为"春菠"，根红叶绿，鲜嫩异常，尤为可口。菠菜中矿物质和维生素的含量在蔬菜中名列前茅。很多人吃菠菜的时候有一个习惯，那就是豆腐搭配菠菜。

菠菜能和豆腐一起吃吗？

菠菜不能和豆腐一起吃，这恐怕是中国老百姓最相信的谣言之一，我们的父母从小就教育我们，菠菜和豆腐千万不能一起吃。这个谣言不仅很多老百姓相信，就连一些医生都信以为真。如果问及菠菜和豆腐不能一起吃的原因，很多人都会告诉你，因为菠菜中草酸含量高，而豆腐含有大量的钙，两个一起吃，会在人体内形成结石，导致肾结石的产生。实际上，这种说法是错误的。

大豆算是草酸含量比较高的食物，不过，在制成豆腐的过程中，可以有效地减少草酸的含量。这是因为，草酸易溶于水，做豆腐时，先将泡好的大豆打成浆，再加入凝固剂，然后挤去其中的部分黄浆水，其中的草酸含量大大降低。草酸含量不高了，基本也不会形成太多草酸钙。

而且，传统豆腐制作时添加氯化镁（卤水）或硫酸钙（石膏），在草酸减少的同时，钙镁含量大幅度上升，对于预防肾结石十分有利。

至于菠菜，它虽然也含有比较多的草酸，但是在烹调加热后，草酸会大量减少，能够形成的草酸钙沉淀其实也不多。就算有点草酸，大家也不用太害怕。实际上，草酸可能还有一定好处。最新研究提示，草酸是植物中一种重要的抗氧化成分，如果膳食中有足够的钙质，一般数量的草酸摄入并不至于引起缺钙和结石问题。

而且，即使菠菜中含有草酸，与含钙量高的豆腐一起吃，其中一部分钙质和草酸结合成草酸钙，它们就会沉淀在消化道里随粪便排出，这反而比人体吸收了草酸后再通过肾脏排出要好得多。因为草酸钙随着粪便排出就会减少草酸的吸收，也减少了它们在肾脏排出时形成结石的风险，反而能降低结石的风险呢。

因此，菠菜配豆腐，也是很好的搭配。

食物相克到底是否存在？

其实，营养学上根本不存在什么食物相克。

任何一种食物都含有很多种营养素，而食物间营养素的相互影响是客观存在的，这种影响通过平衡膳食可以进行弥补，但不能简单将其归为"相克"。营养学家们也对常见的食物相克说法进行了验证，结果发现，所有的食物相克说法都不靠谱。

● 早在 1935 年，南京生物研究所的郑集教授曾做过对"食物相克"之说的实验。

他收集了我国传说中食物相克的食物 184 组，选择最常见的 14 组进行检验，包括大葱与蜂蜜、红薯与香蕉、绿豆与狗肉、松花蛋与糖、花生与黄瓜、青豆与饴糖、螃蟹与柿子、螃蟹与石榴、螃蟹与荆芥、螃蟹与五加皮酒、鲫鱼与甘草、鲫鱼与荆芥、牛肉与粟米、鳖与马齿苋，分别采用大白鼠、猴子和狗进行试验，其中有 7 对食物由郑教授本人及另一位研究者做人体实验。

通过家常制作后试食两天，观察试食者的表情、行为、体温、大便次数及外观有无差异，没有发现任何一组食物出现相克现象。

● 2008—2009 年，中国营养学会和兰州大学公共卫生学院合作进行食物是否相克的实验研究。研究人员从几年出版的书籍、报纸杂志中收集了500 多种食物相克的资料，然后分类选出最具代表性的食物进行实验。

中国营养学会和兰州大学公共卫生学院联合招募 100 名志愿者，男女各半，年龄为 25 ~ 45 岁。在实验中选用 5 对所谓的"相克食物"，包括猪肉与百合、鸡肉与芝麻、牛肉与土豆、土豆与西红柿、韭菜与菠菜。志愿者连续吃一周后，观察他们的尿液、大便、血压、精神、体温等反应，

春季

实验结果显示一切正常，没有发现任何一组食物引起胃肠紊乱、呕吐、中毒等现象。

● 中国营养学会会长葛可佑与哈尔滨医科大学、兰州大学的专家们，对"食物相克"进行了研究，随机选取了130名健康的志愿人员，针对民间流传最广的"相克食物"——猪肉和百合、鸡肉和芝麻、牛肉和土豆、土豆和西红柿、韭菜和菠菜进行了实验。他们按照家常方法进行烹饪，在志愿人员食用这些"相克食品"一周后观察他们的尿液、大便、血压、精神、体温等反应，结果一切正常。

实验证明"食物相克"是不存在的。

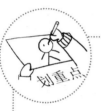

* 豆腐制作过程中草酸含量有效减少。

* 即使菠菜中的草酸与豆腐中的钙质形成草酸钙，也会随粪便排出。

* 营养学角度而言，根本不存在食物相克。

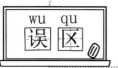

多吃菠菜能补铁

有人说，菠菜能补铁，缺铁的人应该多吃菠菜。这一说法有没有科学依据呢？

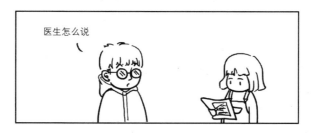

医生怎么说

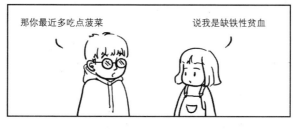

那你最近多吃点菠菜

说我是缺铁性贫血

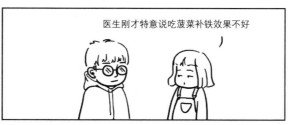

医生刚才特意说吃菠菜补铁效果不好

咩~ ■·■·■·■·■

春季

菠菜中的铁真的多吗？

以100克计，我国菠菜平均含铁量是2.7毫克，只要不与猪肝这种"变态"地达到22.6毫克/100克含铁量的极品相比，这个数值在蔬菜家族中绝对算是佼佼者。要知道哪怕猪肉、鸡蛋每百克的含铁量也不过是1.6毫克和2毫克。因此说"菠菜中的铁和其他蔬菜差不多"是错误的。

不过，想靠菠菜来满足人体对铁的需要并不靠谱，吃菠菜补铁效果并不好。因为菠菜中所含的铁是非血红素铁，人体对这种铁的吸收利用率很低。膳食中的铁分为血红素铁和非血红素铁，血红素铁容易被人体吸收，主要存在于动物红肉、肝脏血液中；植物性食物以及豆类、谷类、蛋类中，一般都是非血红素铁，不容易被人体吸收。对比来说，动物性食物总血红素铁的吸收率有10分的话，植物性食物中铁的吸收率还不到1分，只有零点几分，相差十几倍。

菠菜中铁的吸收率，理论上比其他植物性食物中非血红素铁的吸收率更低，因为草酸等物质会影响铁的吸收。所以，菠菜补铁效果并不好，没有多大的意义。虽说菠菜补铁效果不理想，但它富含维生素C，维生素C对于铁的吸收具有促进作用，而且菠菜本身味道也不错。烹饪菠菜时，应先在水中焯一下，这样就完全不必顾虑草酸的问题了。孕妇也不必忌讳吃菠菜，因为菠菜中除了含有草酸，还含有叶酸，这是对胎儿和孕妇健康很重要的营养素。

贫血了，该怎么办？

如果真的出现贫血了，我们该怎么办呢？该吃什么呢？这是很多人最关心的。

其实，如果真的出现贫血了，首先应该关心的是什么原因导致贫血，再对症处理。

人体血液中的红细胞承担着运输氧和营养物质在全身流动的功能，一旦血红细胞容量减少、低于正常范围，就不能运输足够的氧至器官和组织了，人体就会出现"贫血"反应。比如脸色发白、掉头发、失眠等。

贫血的原因有很多种，但总体上有两个比较普遍。

造血原料不足或利用障碍所致的贫血，比如缺铁性贫血，这是最常见的。

失血性贫血，比如身体的凝血功能出现问题，或者严重的外伤、肿瘤、消化性溃疡、痔疮或泌尿生殖系统疾病等都会导致失血性贫血。

我们对贫血有很多误区，一说到贫血就只会想到营养不良、缺铁。实际上，导致贫血的原因是错综复杂的，病因不同，治疗方法也不同。治疗或者缓解贫血的方法有多种，但是仅靠饮食调节能解决的非常少。

如果是缺铁性贫血，多吃富含铁的食物，如动物血、动物肝脏等，同时多吃富含维生素C的蔬菜和水果能促进铁的吸收，对于改善缺铁性贫血有一定好处。如果不是缺铁性贫血，仅靠吃点补血食物，不仅不会缓解贫血症状，还会耽误病情。如果是因为外伤失血过多，就得输血才能解决了，这个时候应该做的就是去医院就医。

所以，如果真的出现贫血症状了，还是尽量先去医院看医生，找清楚问题所在，再对症处理。该服用药物还是饮食调节，遵医嘱即可。

吃什么食物补铁效果好？

那么，如果是缺铁性贫血，到底吃什么食物补血效果好呢？

日常生活中，可以多吃富含血红蛋白铁的食物，其次是富含植物性铁和维生素C的食物，推荐的食物如下。

1. 红肉

包括猪肉、牛肉、羊肉在内的红色肉的铁含量比较高，牛肉中铁含量为 3.3 毫克 /100 克，羊肉的铁含量为 2.3 毫克 /100 克，而且这些铁的吸收利用率高。

2. 动物血和动物内脏

动物血中的铁都是血红素铁，吸收率相对较高。以猪血为例，铁含量为 8.7 毫克 /100 克。动物内脏，如肝、肾等含有丰富的铁元素，建议每月吃 2 ~ 3 次动物内脏，每次 25 克左右。

3. 富含维生素 C 和有机酸的新鲜果蔬

维生素 C 是一种还原剂，可以促进铁的吸收。柠檬酸、苹果酸等有机酸可与铁形成络合物，从而增加铁在肠道内的溶解度，也有利于铁的吸收。因此，在补铁的同时，吃一些维生素 C、有机酸含量丰富的新鲜蔬菜或水果，如菠菜、西兰花、橙子等，对于促进铁的吸收很有好处。这里也要提醒一下大家，对于儿童、孕妇、哺乳期妈妈来说，平时更需要提高动物性食品、富含维生素 C 的水果、蔬菜在饮食中的比例，帮助补充所需的铁元素。

日常饮食中，红肉、动物血、动物肝脏这类畜禽肉类，每天可以吃40 ~ 75 克，大约一个巴掌大小；新鲜水果每天吃 200 ~ 350 克，1 ~ 2个中等大小苹果的分量；蔬菜每天吃一大盘，300 ~ 500 克。

当然，如果膳食无法满足每日铁元素的需求，也可以服用一些铁的补充剂，帮助您来补充一部分营养。

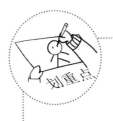

· 在蔬菜中，菠菜含铁量较高，但吸收效果并不好。

· 出现贫血应先找到原因，再对症处理。

· 补铁食物推荐红肉、动物血、动物内脏及新鲜果蔬。

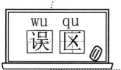

元宵节吃无糖汤圆更健康

无糖汤圆真的无糖吗？更健康吗？

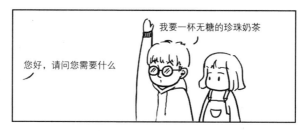

您好，请问您需要什么

我要一杯无糖的珍珠奶茶

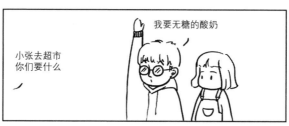

小张去超市
你们要什么

我要无糖的酸奶

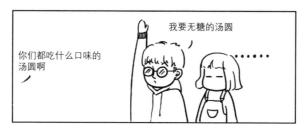

你们都吃什么口味的
汤圆啊

我要无糖的汤圆

......

咩~

春季

27

汤圆真的无糖吗?

元宵节大家都会吃汤圆或元宵,因为它寓意着"团团圆圆"。市场上的汤圆、元宵不仅馅料多种多样,黑芝麻馅、花生馅、香芋馅、紫薯馅等,还有宣称不含糖、不会升高血糖、糖尿病患者都可以放心吃的无糖汤圆。很多糖尿病患者和减肥的人对无糖汤圆十分喜爱,觉得没有糖就可以放心吃了。无糖汤圆真的更好吗?

无糖并不意味着低能量,也不意味着血糖反应低。实际上,所谓的无糖食品通常指的只是没有蔗糖。但是,它还含有其他碳水化合物,如淀粉,这其实也属于一种糖类。而且,汤圆中的糯米粉升高血糖非常猛烈,比白糖有过之而无不及。哪怕没有加糖,吃它也一样不利于控制血糖,所以糖尿病患者要十分小心。退一步,即使没有糖,也不等于少放油。现在很多汤圆馅里的油可多着呢,多吃的话对控制血脂可是没有什么好处的,对于减肥人士来说恐怕也只会雪上加霜。

如何健康吃汤圆?

1. 汤圆个头小,能量可不低,不能多吃

汤圆和元宵的馅料当中不仅仅有糖,还有油脂。市面上销售的绝大多数汤圆,每100克汤圆(约5颗)所含的能量都在300千卡左右,一小碗米饭的能量通常也就180千卡左右,所以,3颗汤圆的能量就大约是一小碗米饭。因此,如果吃汤圆的话,最好减少米饭等主食的摄入量,控制总能量摄入不要太高。而糖尿病、高脂血症、高血压等慢性病患者和想控制体重的人们,汤圆就更不宜多吃,以免造成体重增加和身体负担。

2. 汤圆要趁热吃

元宵或汤圆都是以糯米粉为主要原料做成的。糯米有一个特点就是,

它的淀粉中支链淀粉含量特别高，可以高达 80% 左右，而支链淀粉的一个特点就是——喜热怕冷。当它与热水一起时，就会膨胀成糊状，黏性高，这个时候趁热吃更易消化。但是，当它遇冷时就完全相反了，糯米冷后的质地会变硬，很难消化。所以，老年人、小孩或胃肠功能不是很好的人，最好不要吃冷掉的汤圆，避免造成胃部不适或者消化不良。

3. 吃汤圆也别忘记多吃蔬菜水果

很多人元宵节就只吃汤圆或元宵了，这样的营养摄入就太不均衡了，几乎只是纯粹的提供能量。所以，为了健康，吃汤圆的时候应该搭配食用一些蔬菜和水果。

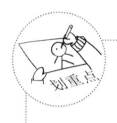

· 无糖汤圆并不是真的无糖，只是没有蔗糖。

· 汤圆是高油脂食物。

· 汤圆的能量较高，一次不能吃太多。

· 老年人、小孩或肠胃不好的人最好不吃冷掉的汤圆，热汤圆适量吃。

春季

饮食误区

夏 季

夏天养心吃点"苦"

荔枝好吃，可以多吃点

个大的车厘子比个小的樱桃更有营养

吃一颗杨梅等于吃10条虫子

夏季减肥妙招——西瓜减肥法

每天喝杯柠檬水，美白又减肥

吃莲子可以长寿

吃醋泡花生能软化血管

夏季常吃姜，益寿保健康

顶花带刺的黄瓜都是打了药的

小番茄都是转基因的

喝酸梅汤能解油腻、降血脂

烧焦的烤串会致癌

越不化的冰淇淋添加剂越多

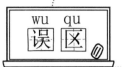

夏天养心吃点"苦"

民间有"夏季吃苦胜似进补"的说法。像苦瓜这样的苦味食物真的这么神奇？吃了真能进补吗？

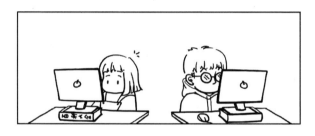

你说现代人为什么那么爱喝那齁甜的奶茶啊

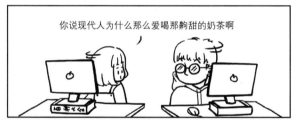

心里苦

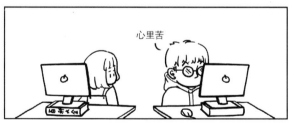

咩~

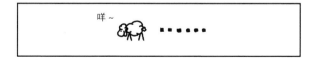

夏季

苦味养生无营养学依据

很多人都坚信"苦味蔬菜能养生",但这只是人类一厢情愿的想法。植物的苦味,其实是它们抵抗外界环境侵害的一种自我保护手段,防止被动物或者人类食用。

苦味食物中的苦味主要包括生物碱、萜类、糖苷类和苦味肽类等,另外还有矿物质和某些氨基酸等。从成分分析来看,除了矿物质和某些氨基酸,其他对于人体来说都算不上需要量很大的营养物质。况且,苦味的矿物质和氨基酸,对于人体通常也没有很大的营养贡献。

从全球的膳食指南来看,营养学里推荐的健康饮食模式一般都是根据食物种类来划分的,如谷物、水果蔬菜、豆类坚果、乳制品等,并没有按照味道来推荐大家饮食的。

所以,"夏季吃苦胜似进补"的说法是没有营养学依据的,在科学上也是站不住脚的。

苦味蔬菜,谨慎食用

般来说,大家平时常吃的一些苦味食物,如苦瓜、莴笋、苦菊等,它们的安全性还是令人放心的,毕竟经过人们多年食用的验证,还是可以放心地作为蔬菜食用的。

这些蔬菜的营养并不特殊,跟我们常吃的其他味道的蔬菜,比如黄瓜、空心菜、娃娃菜等相比,没有特别的营养优势,对于养生也没有特殊的作用。实际上,我们完全可以吃其他蔬菜来获得营养需要。

但是,对于比较少见的苦味野菜或是其他本应不苦的食品尝出苦味,需要提高警惕,小心中毒。

因为作为一种"防御机制",很多苦味食物反而是不安全的。比如苦味果仁,像苦杏仁、苦桃仁、樱桃仁、银杏果等误食后中毒的风险就不小。

以苦杏仁为例，它含有氰苷，当植物细胞结构被破坏时，植物体内的 β - 葡萄糖苷酶可水解氰苷生成有毒的氢氰酸，可能引起人类的急性中毒。60 毫克氢氰酸就可以置人于死地，而每 100 克苦杏仁就可以分解出 100 ~ 250 毫克的氢氰酸。

如果实在想吃，杏仁最好加热熟透后再吃。因为氰苷的热稳定性差，煮沸的情况下可以除去 90% 以上的氰苷。所以，最好不要生吃含氰苷的食物，彻底加热后再吃才安全。

再如我们生活中常见的丝瓜，正常的丝瓜味道通常是不苦的，食用后也不会引起中毒。但是，有的丝瓜味道却是苦的，苦丝瓜中含有一种碱糖苷毒素，加热后也很难去除，如果不小吃了，通常在半小时至数小时内，就可出现中毒症状，严重的还有性命之忧。所以，味道太苦的丝瓜可得当心了，最好不要吃。

之前就发生过因为"吃苦中毒"的案例。宁波一女士认为夏天吃点苦的蔬菜能败火、养生，结果食用苦味夜开花而导致中毒，送到医院抢救。夜开花分甜和苦两种，甜的夜开花可以放心食用，但苦的夜开花是不能吃的。和苦丝瓜一样，苦夜开花中也含碱糖苷，加热后也不易被破坏，误食后就可能引起食物中毒，甚至会危及生命。

另外，被污染的牛奶，其中部分蛋白质水解为肽类容易产生苦味，未成熟的植物等也会有苦味，食用的话都有一定风险。

总的来说，很多食物中的苦味物质是可能有毒的，大家可不能为了养生而盲目追求，还是不要乱吃的好。

˙在野外环境中，苦味往往是植物警告食草动物自己可能有毒的信号。

·苦瓜、莴笋、苦菊等苦味食物，可以作为健康蔬菜来食用，但别寄希望于能"进补""养生"。

　　·苦味食物中的苦味主要包括生物碱、萜类、糖苷类和苦味肽类等，另外还有矿物质和某些氨基酸等。

　　·苦味养生无营养学依据，吃苦味食物而中毒的案例时有发生，需要谨慎。

　　·别盲目吃"苦味"，对于比较少见的苦味野菜或是其他本应不苦的食品尝出苦味，需要提高警惕，小心中毒。

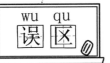

荔枝好吃，可以多吃点

荔枝的果肉晶莹剔透、甘甜可口，是夏季消暑佳品，一吃起来就根本停不下来。像诗中所说，"日啖荔枝三百颗"，身体吃得消吗？

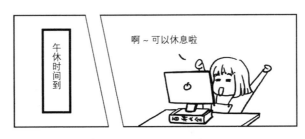

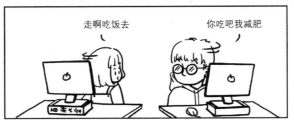

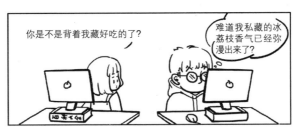

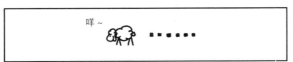

夏季

到底吃多少比较合适呢？

考虑到荔枝糖分高，其他营养并不突出，它也算不上特别健康，建议大家还是按照膳食宝塔的推荐，每天不要超过 200 ~ 350 克，按照一个荔枝 20 克计算，就是 10 ~ 17 颗荔枝。"日啖荔枝三百颗"肯定是不推荐的！

需要特别提醒的是，没有完全成熟的荔枝中毒素含量会较高，所以，最好还是买熟透的荔枝食用。

关于孩子吃荔枝的安全食用量，目前没有科学家给出一个具体的数值。很多人说小孩子每天吃荔枝不能超过 5 颗，这个其实是没有依据的。对于妈妈们来说，要做的就是最好让孩子吃完饭后再吃荔枝，千万不能不吃饭、光吃荔枝。

荔枝病是怎么回事？

很多人吃完荔枝后会低血糖、头晕，有人将这种现象称为"荔枝病"。也有人认为，荔枝病并不是指荔枝引发的低血糖，而是一种急性神经系统疾病，只是许多人同时具有低血糖症状而已。

为什么会出现荔枝病？一开始人们都认为这是荔枝中的果糖惹的祸。荔枝中含有大量的糖，而且很大一部分是果糖。果糖比蔗糖和葡萄糖都要甜，这也是荔枝很甜的原因。

果糖和葡萄糖虽然化学结构很相似，但在人体内的代谢途径完全不同。果糖会直接刺激胰岛素的分泌，吃大量荔枝后就会刺激胰岛素分泌，在胰岛素往下拉低血糖的时候经常不能及时收住劲，就使血糖降得太低，最终引起低血糖症状。

不过，这种解释其实也有它的问题。虽然荔枝中的果糖含量不少，但还有很多食物中也有大量的果糖，如大枣、葡萄以及葡萄干、无花果、梨、樱桃等，我们现在吃的很多加工食品还会用到果葡糖浆，为什么吃这些食物时都没事呢？所以，认定荔枝病的元凶是果糖可能是冤枉它了。

科学家后来发现，导致荔枝病的原因是荔枝中存在着两种毒素：次甘氨酸 A 和 α-亚甲环丙基甘胺酸，这两种毒素会影响人体的糖代谢。这项研究发表在 2017 年的《柳叶刀》杂志上。研究指出，由于孩子身体发育尚未完全成熟，发生荔枝病的风险会更高。

还能给孩子吃荔枝吗？

到底还能不能给孩子吃荔枝呢？其实是可以的。作为一种水果，荔枝具有水果的优势，比如它的维生素 C 含量比较丰富。关键是它好吃啊，不然皇帝也不会为了博美人一笑，不远万里让人送荔枝了。

虽然荔枝中的毒素可能导致荔枝病，但是还有两种重要的前提——"空腹"与"大量吃"。

发表在《柳叶刀》杂志上的这篇研究通过对 400 多个病例分析发现：很多患荔枝病的孩子都是在果园里玩，玩累了饿了就捡起掉在地上的荔枝来吃，由于荔枝好吃吃了很多，晚上回家后不吃晚饭，到半夜的时候开始出现"荔枝病"症状。所以，只要孩子不是空腹、吃很多荔枝，就不用太担心。

总的来说，荔枝是一种好吃的水果，还是可以给孩子吃的，但是它太甜、糖分多，最好不要多吃。如果给孩子吃，最好不要在饿的时候拿它当饭吃。如果是饭后吃一点成熟的荔枝，基本不用担心会患荔枝病。

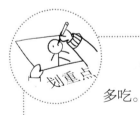

· 荔枝糖分高，其他营养素并不突出，不建议大家多吃。

· 荔枝病主要由两种毒素引起，未成熟的荔枝中毒素含量高。

· 荔枝病发生很大前提是空腹、大量吃，只要孩子是饭后、少量吃，患荔枝病的风险很低，不用太担心。

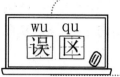
个大的车厘子比个小的樱桃更有营养

车厘子个大，营养丰富吗？

车厘子与樱桃究竟区别在哪？

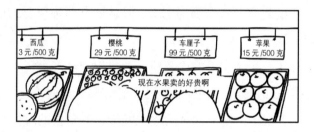

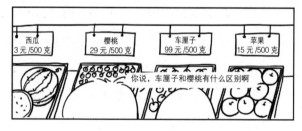

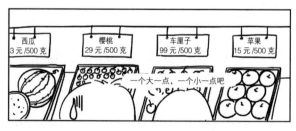

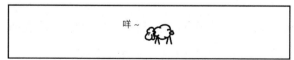

走出时令饮食误区

与荔枝当年"一骑红尘妃子笑"，到如今"飞入寻常百姓家"一样，樱桃最早也只是皇家天子敬祭宗庙的高级供品，早在西周就有所种植；而到了现在，樱桃早已经成了人人都能吃到的水果。

樱桃？大樱桃？车厘子？

市场上卖的樱桃，有的叫樱桃，有的却叫车厘子，让人傻傻分不清。

其实，常见的樱桃主要有中国樱桃和欧洲甜樱桃。中国樱桃是"小巧玲珑型"，个头较小，多呈浅红色；欧洲甜樱桃是"饱满型"，个头普遍偏大，也就是我们说的大樱桃，颜色呈暗红。我们通常习惯把进口樱桃称为车厘子。

车厘子和樱桃都是蔷薇科落叶灌木果树，只是品种不同而已。车厘子是欧洲甜樱桃的一个品种，它的特点是果肉紧实，水分充沛，个头也比较大。车厘子的叫法，应该是来源于樱桃"cherries"的音译。就像很多进口水果会有别称一样，比如，超市中卖的士多啤梨，其实就是草莓"strawberry"的音译；还有蛇果来源于"delicious"的音译"地厘蛇"。

大就是美，贵就是好？

樱桃和车厘子两者除个头差异外，在营养价值上的差异几乎可忽略不计。价格上就另说了，进口的大樱桃就会贵很多，还不一定保证新鲜。不过，值得庆幸的是，现在的育种技术越来越先进，许多国外优良的樱桃品种早已成功在国内栽培了。很多商家将大个的樱桃唤作车厘子，宣称是进口樱桃高价销售，大家选购时还是要擦亮眼睛。毕竟这两种樱桃的营养没有什么差异，而且，说不定是国内自产自销呢。

樱桃的营养如何？

樱桃那殷红的外表一下子就让人想到了充沛的血流，所以，樱桃通常被认为是补铁补血的好东西。但你绝对想象不到，100 克樱桃中的铁含量只有 0.4 毫克，100 克大白菜都有 0.8 毫克铁呢。因此，樱桃补血更像是一个"以形补形"的传说。至于维生素 C，100 克樱桃中通常只有可怜的 7 ~ 9 毫克，也不如大白菜。除了铁和维生素 C，樱桃中的糖、蛋白质、矿物质等营养都不突出，所以，樱桃的营养并没有大家想象的那么好。

那还吃樱桃干啥？吃大白菜不就好了？可是……樱桃好吃啊！而且，樱桃所含的植物多酚也很丰富，是一种健康的水果。每天来两份，降低血压、预防心血管病。全球顶级的医学刊物《新英格兰医学杂志》曾有文章报道：吃水果比较多的人，血压和血糖都更好；每天吃水果的人和不吃水果的人相比，更少得心血管病。作为一种美味的应季水果，夏季可以适当多吃点，购买哪个品种就看个人喜好了。

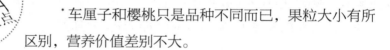

*车厘子和樱桃只是品种不同而已，果粒大小有所区别，营养价值差别不大。

*樱桃中的铁含量并不算高，用于补铁补血不实际，但作为水果摄入还是可以在应季时吃一些。

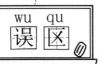

吃一颗杨梅等于吃10条虫子

> "杨梅里都是虫子，吃一颗杨梅就会吃进去10条虫子""洗杨梅掉色是因为杨梅被染色了"，这些说法都是真的吗？

夏季

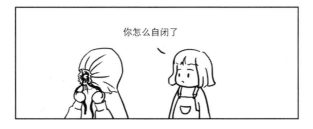

你怎么自闭了

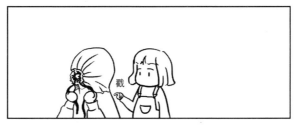

戳

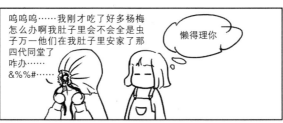

呜呜呜……我刚才吃了好多杨梅怎么办啊我肚子里会不会全是虫子万一他们在我肚子里安家了那四代同堂了咋办……&%%#……

懒得理你

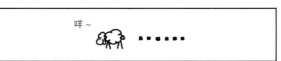

咩~ ……

一颗杨梅里有 10 条虫子，是真的吗？

杨梅里确实可能会有小白虫，它们是果蝇的幼虫。这是杨梅的传统栽种中很正常的自然现象。

实际上，杨梅容易生虫跟它自身有很大关系。吃过杨梅的人都知道，杨梅可食部分已经是果实的最外层，外面没有果皮可以起到保护作用。杨梅的果肉鲜嫩柔软，虫子可以轻易侵入果实中产卵，所以杨梅就很容易生虫。

说到果蝇及其幼虫，很多人就会联想到苍蝇和蛆。其实，大部分果蔬上的虫子与平常人们所指的蛆是完全不同的。

人们常说的蛆是腐生在人畜粪便上的，它们有传染疾病的风险。而果蝇跟苍蝇完全不同，幼虫生来就是吃果肉的，以水果的营养为生，不会携带传染病菌，一般对人体无害。

而且，人体胃液的酸度是可以杀死果蝇幼虫的，就算吃进去，这些幼虫也是被当成蛋白质消化掉，不会在人体内生存或繁殖。所以，杨梅中的小虫，即使是吃下去，对人体也是没有危害的，完全不用惊慌。这点果蝇幼虫还能给我们补充一点蛋白质呢。

有些人可能会觉得太重口味了，怎么办？

其实处理方法也不麻烦。吃之前，可以用盐水将杨梅浸泡一下。因为果蝇很怕盐，用凉开水加盐浸泡一下，它们就会从杨梅里跑出来了。再用水冲洗一下，就可以吃到新鲜可口而且没有虫子的杨梅了。

杨梅都是注胶的吗？

一条"注胶杨梅"的视频在网络上热传，视频中，一名女子拿着杨梅在水龙头下反复搓洗挤捏，最后在手上留下了一些"胶状物"，于是断言杨梅是注胶的，还提示大家买杨梅要注意。

杨梅搓洗出来的胶状物到底是什么？还能愉快地吃杨梅吗？

其实，视频中搓洗出来的东西根本不是什么胶，而是杨梅的果肉。

吃过杨梅的肯定对它多汁的果肉印象深刻。没错，杨梅果肉的确非常多汁，这是因为杨梅中 90% 以上都是水分，剩下不到 10% 才是它的干物质，这其中有膳食纤维、蛋白质和脂肪等，也有一些维生素和矿物质。

由于果实没有外果皮包裹，果肉非常容易被破坏。所以，杨梅很容易被人搓烂。视频中女子捏碎剩下的不是别的，恰恰就是果肉，也就是组织结构被破坏（挤掉水分）后揉在了一起，并不是什么胶。

实际上，杨梅注胶是件很不靠谱的事情。

由于杨梅没有外果皮的保护，是非常脆弱的，很容易受伤，不容易储存。在杨梅的采摘过程中，农户最需要做的就是尽量避免挤压果实，减少手工操作。

如果给每个杨梅都注胶，不仅需要很高的人力成本投入，还很容易破坏杨梅，这完全是一件非常得不偿失的事情，这么干的基本上是脑子坏了。所以，"杨梅注胶"是一条谣言，大家不需要太担心。

洗杨梅掉色，是被染色了吗？

很多人发现，买回家的杨梅在水中一泡，水是红的或深紫色的，特别担心这样的杨梅是染过色的。其实，这种判断并不靠谱。

我们常见的杨梅，无论是红色还是紫色，都富含水溶性的花青素。花青素非常容易溶解到水里，只要杨梅熟到一定程度，汁液就很容易流出。一些杨梅在运输储存过程中，受到磕磕碰碰发生破损也会有汁液溶出来，就会把水染成红色或者深紫色。这是很正常的现象，不一定是因为染色。

总之，杨梅是一种不错的应季水果，而且能吃到的时间特别短，大家还是珍惜时间，好好享受美味吧。

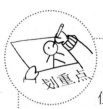

　　*杨梅中的虫子通常是果蝇，虽然感觉有点恶心，但是并没有食用风险。

　　*"杨梅注胶"视频中洗出的东西其实是杨梅的果肉。

　　*"杨梅注胶"容易造成杨梅破坏，不耐储存，得不偿失。因此"杨梅注胶"是一条谣言。

　　*清洗杨梅掉色其实是其中所含的天然色素——花青素溶于水中，属于正常现象，染色的可能性极低。

走出时令饮食误区

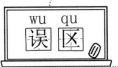

夏季减肥妙招——西瓜减肥法

夏天来了，甘甜多汁的西瓜也来了。吃西瓜真的能减肥吗？

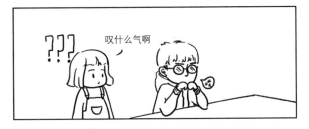

叹什么气啊

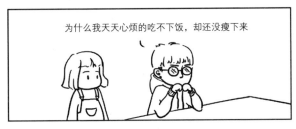

为什么我天天心烦的吃不下饭，却还没瘦下来

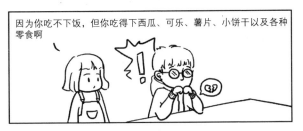

因为你吃不下饭，但你吃得下西瓜、可乐、薯片、小饼干以及各种零食啊

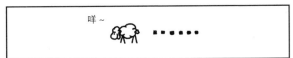

咩~ ……

45

西瓜减肥法有效吗？

西瓜减肥法的理论说西瓜的水分含量高达90%，它是高饱腹感、低能量的水果，所以如果用西瓜代替三餐中的一餐，就可以起到低能量摄入却又不觉得饿的效果。

其实，要说西瓜减肥，真的有点太牵强。实际上，西瓜中的糖分很高，吃西瓜摄入的能量也很高，并不能帮助减肥。

根据营养成分表的数据，100克西瓜的能量大概是25千卡，一个8～10斤（4～5千克）的西瓜可以提供1000～1250千卡的能量。要知道，我们平时吃的一碗米饭（200克）的能量大约为230千卡，一个西瓜的能量差不多等于5～6个西瓜呢。这么多能量吃下去，能减肥才怪了。

西瓜很甜，而且冰镇后很多人会觉得更甜更好吃。其实是因为西瓜中的糖大部分是果糖，果糖的一个特点就是在温度低的时候甜度更高、口感更甜。不过，在消化方面，果糖有一个更加让人担忧的特点——吃的时候不容易觉得饱。研究发现，果糖虽然不会明显地升高血糖，却也绕开了食欲控制的机制。换句话说，喝葡萄糖水和白糖水会让人饱，喝含果糖的饮料就不觉得饱。西瓜既然是含大量果糖，它也有让人不觉得饱这种特性。所以，人们吃西瓜的时候难以控制食量，很容易多吃。所以，我们一定要记住，西瓜是可以使你长胖的，不要对自己说"再吃一块就好"这样的傻话，因为那一块西瓜不会是你最后一块，更不要以为它可以让你减肥。

总的来说，西瓜减肥法完全是误导，不仅不能让你减肥，反而很可能会让你变得更胖。

如何健康吃西瓜？

吃西瓜并不能减肥，那西瓜是不是真的不适合吃呢？也不是，注意下面这3点大家还是可以愉快地吃西瓜解暑的。

1. 要控制好量，不要吃太多西瓜

这一点对单靠节食瘦身的女性尤为重要。西瓜虽然低能量，但一旦吃多了，就会摄入过多的糖分，产生多余的能量，是没有方法瘦身的。

如果觉得那点西瓜满足不了你的胃，建议你可以把西瓜皮去掉，取出白色部分做个凉拌。这也是有益瘦身的零糖分尤物哦。

2. 少吃冰镇西瓜，不要吃太猛

很多人觉得为了瘦身，已经亏待自己很多很多了，既然西瓜可以瘦身，当然选择适合自己口味的冰镇西瓜啦。不过，提醒大家要少吃冰镇西瓜，吃的时候也不要太猛。因为在很热的时候突然吃太多凉的东西，很容易出现"冰淇淋头疼"。这是一种因为突然吃太多凉的食物而导致的神经性头疼。如果真的很想吃冰西瓜，选温度是 8℃ ~ 10℃ 的，且每次吃的量不要超过500 克。

3. 打开太久的西瓜不吃

夏天气温高，适宜细菌繁殖，如果西瓜切开后放置太久，病菌很有可能已经污染西瓜了。此时食用，可能导致胃肠不适。因此，吃西瓜应注意选择成熟的新鲜西瓜，切开后不要放太久，最好尽快吃掉。

·西瓜中糖分高，而且食用时难以控制食量，容易多吃，能量摄入较高，不利于减肥。

·吃瓜时一次不要吃太多，少吃冰镇西瓜，切开后尽快吃完。

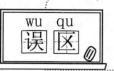

每天喝杯柠檬水，美白又减肥

夏天，很多人因怕热、怕晒黑不愿外出。每天喝一杯柠檬水，既消暑，又美白，这是真的吗？

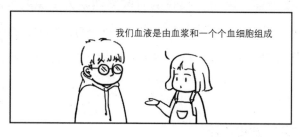

我们血液是由血浆和一个个血细胞组成

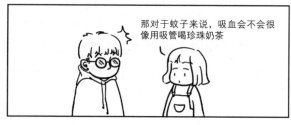

那对于蚊子来说，吸血会不会很像用吸管喝珍珠奶茶

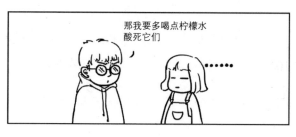

那我要多喝点柠檬水酸死它们

······

咩~

柠檬有什么营养？

柠檬是种比较独特的水果，又酸又涩，一般不会有人直接吃它。通常用来泡水，或者挤出汁来作为调料。

为什么柠檬这么酸呢？主要是因为柠檬的果汁中有大量果酸，其中柠檬酸最多，比例高达 5% 以上。

柠檬的皮分为两层：最外层含有精油，主要有 90% 的柠烯、5% 的柠檬醛以及少量其他醛类和酯类。柠檬皮的内层中没有精油，但有多种苦黄酮苷和香豆素的衍生物，这可是大家经常提到的抗氧化物质哦。

研究发现，柠檬中含有较丰富的维生素 C，同时含有柠檬苦素、黄酮类化合物、类胡萝卜素、叶酸等成分，这些都是很好的植物抗氧化物质。

柠檬水能美白吗？

有人说柠檬含有维生素 C，有很好的抗氧化作用，能够淡化皮肤中的黑色素，美白肌肤，这让不少爱美的女人对它尤其喜欢。柠檬真的能美白吗？

虽然真相会让女生们不太高兴，但是我还是想说：如果你真的想通过喝柠檬水美白，恐怕只会失望了。

维生素 C 确实是受到各大护肤品牌喜爱的美白类成分，但柠檬中的维生素 C 含量其实并不算很高，只有 22 毫克 /100 克。即使每天用一个超大个的柠檬（约 100 克）泡水，能够获得的维生素 C 还不如吃 100 克大白菜来的靠谱（31 毫克维生素 C/100 克）。

况且，柠檬泡水能够溶解出的量其实很少。而且，维生素 C 美白皮肤这事也并没有很充分的科学证据。

柠檬水可以抗癌吗?

还有人说,柠檬水能抗癌,夏天喝最好。柠檬水是不是真的能抗癌呢?其实这也完全是不切实际的奢望。

传说柠檬水抗癌的一个理由是,柠檬水是碱性水,能够纠正体内的酸碱失衡,防癌抗癌。实际上,食物对人体的酸碱度几乎没影响。要知道,人体有一套非常精密的酸碱平衡体系,没那么容易被食物影响和改变。如果靠吃碱性食物、喝碱性水,就能随便改变,那人体可要出大问题了。

认为柠檬抗癌的另一个理由是,柠檬中含有柠檬酸、类黄酮等多种抗氧化物质。这些物质的确有一定的抗癌效果,但只是针对细胞和动物,对人体是否有效,仍未有定论。而且,试验中使用的量也高的多,仅靠喝柠檬水,根本达不到。

总而言之,柠檬水好喝,如果你喜欢,喝喝就成,但是,指望它抗癌就不切实际了。

如何喝柠檬水更健康?

柠檬水虽然并不能美白抗癌,但它味道清新,又含有钾、维生素 C、类黄酮等多种有益成分,算是一种不错的饮品,每天喝点还是很好的。

柠檬水不仅适合普通人,也适合患有高血压、糖尿病、心脑血管疾病的慢性病患者。对于不喜欢喝白开水的人来说,如果淡柠檬水能够让他们爱上喝水,增加喝水量,对健康也是有帮助的。

不过,由于柠檬特别酸,很多人在泡柠檬水的时候都会加点糖或者蜂蜜。这里需要特别提醒大家,喝柠檬水最好不要加糖,因为加糖会增加糖摄入,对健康没有什么好处。

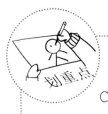

・柠檬中的维生素C并不算多，泡水喝的维生素C更是有限。

・维生素C美白证据并不充足。

・食物几乎不会对人体的酸碱度产生影响。

・柠檬水对人体补水有好处，但并没有美白、抗癌等功效。

夏季

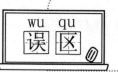
吃莲子可以长寿

有说法称莲子营养价值高，吃了能让你多活十年。莲子的营养到底如何？吃莲子可以使人长寿吗？

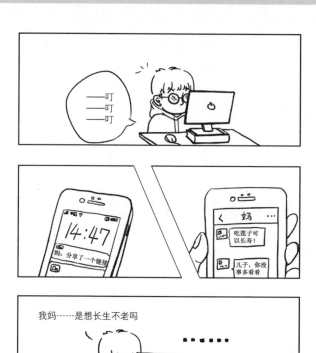

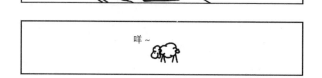

莲子有什么营养？

莲子是莲属植物的种子，我们常见的莲子一般都是晒干的。其实，新鲜的莲子也很好吃，可以直接食用，吃起来口感跟水果有点类似。

莲子成熟之前味道清甜，吃的时候会觉得香甜爽脆。但熟透后，莲子中的淀粉逐渐增多，甜味会逐渐消失，中间的莲心甚至会发苦。此时的莲子，跟绿豆、红豆很接近，甚至还可以作为粮食食用。

研究发现，成熟莲子中30%左右都是碳水化合物，10%左右是蛋白质，还有不到1%的脂肪。另外，莲子中钙含量很高，每百克新鲜成熟莲子中的钙含量高达300毫克以上。虽然吸收率可能没有牛奶高，但是对膳食钙的补充还是有很大帮助的。除此之外，莲子中的其他微量元素并不算丰富。莲子中的维生素较少，虽然有些莲子中含有一些维生素C，但也并不算很丰富。

莲子的一大特色是含有较丰富的生物碱和类黄酮等抗氧化物质，这也是目前研究的最多的两种成分，很多关于莲子的健康传说也都是由这些抗氧化物质而来的。

莲子能使人长寿吗？

科学家对莲子的健康功效进行了大量的研究，大部分是围绕生物碱和类黄酮来做的，包括缓解紧张情绪、治疗失眠、消化不良、促进心血管健康等几十种功能。

不过，从目前的研究来看，这些健康功效都没有充足的科学证据，要说吃莲子能使人长寿也只是黄粱美梦。如果真的这么容易长寿，那人类历史早就发生了翻天覆地的变化了。

莲子心能吃吗？

这里需要提醒大家的是，莲子心最好不要吃，可能有毒性。

莲子心是莲子的干燥幼叶及胚根，通常是绿色的，它含有丰富的生物碱和类黄酮化合物，这也是它苦味的主要原因。

但是，莲子心具有较低的毒性，不是普通食品。

莲子心很少被直接食用，更常被作为一种药使用。从安全性考虑，不推荐大家经常直接食用莲子心。

如果想要获得生物碱和类黄酮化合物，其实多吃其他蔬果就可以。

莲子是一种不错的食物，不论是新鲜吃还是成熟后晒干吃，都是很好的食材。但是，莲子没有什么特殊的健康成分，也没有使人长寿的本事。

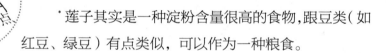

* 莲子其实是一种淀粉含量很高的食物，跟豆类（如红豆、绿豆）有点类似，可以作为一种粮食。

* 莲子中维生素 C、矿物质等微量元素并不算特别丰富，也没有特别的健康功效。

* 莲子中的生物碱和类黄酮比较丰富，但这两种抗氧化物质并没有使人长寿的功能。

* 莲子心可能存在安全隐患，建议不要吃。

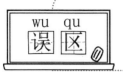

吃醋泡花生能软化血管

醋里到底有什么？醋泡花生真的能软化血管吗？

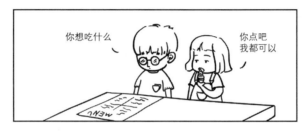

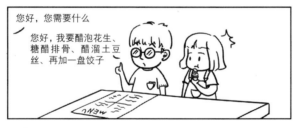

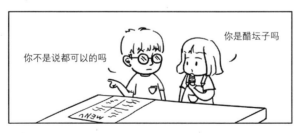

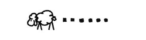

夏季

55

我喜欢吃醋。

醋是我家必备的一种调料，吃饺子要蘸醋，吃蒸虾要蘸醋，吃螃蟹要蘸醋；炒菜也要加醋，炖汤就更少不了醋……

不知道有多少人跟我一样。

而花生则是很多人都喜欢吃的小食品，怎么做都很好吃。

不知道什么时候，这两个毫不相干的家伙被人们炒成了火热的 CP。网上一直热传吃醋泡花生能软化血管，降血压降血脂，减少胆固醇的堆积，预防高血压……

醋里有什么？

醋独特的口感让人喜爱。其实，醋是一种发酵食品。目前市场上常见的有陈醋、香醋、米醋等各种各样的醋，最近几年还有各种果醋、醋饮料以及醋胶囊等新产品。不过，无论是哪种醋，它最独特的成分还是醋酸，这也是它独特酸味的来源。

在酿造醋的过程中，粮食或者果汁中的碳水化合物首先会被酵母转化成乙醇，再进一步被醋酸菌转化成醋酸，也就形成了酸酸的口感。因为原料和发酵微生物的不同，醋中还可含有一些柠檬酸、苹果酸和乳酸等。

此外，原料中部分维生素、氨基酸、矿物质以及多酚化合物等也会随之进入到醋中，使不同的醋产品有不同的风味。不过，这些东西都很微量，几乎可以忽略不计。

血管会变硬吗？需要软化吗？

很多人都说人上了年纪血管会硬化，就需要软化血管。我们的血管到底真的会硬化吗？是否真的需要软化呢？

随着年龄增长，我们的血管的确可能硬化。血管就好比水管，水管时间长了会结水垢、老化、变硬变脆。而我们的血管也会"结垢""老化"，但血管里结的不是水垢，而是"粥样硬化斑块"。

目前研究认为，糖尿病、高血压、高血脂、肥胖患者及吸烟、酗酒者更容易发生"动脉粥样硬化"，也就是大家常说的"血管硬化"。

当斑块形成后，血管壁会变厚、变硬，管径变小，从而出现狭窄甚至堵塞。腿部的血管堵了，可能出现腿部溃烂。动脉粥样硬化最常见的结果为心脑血管卒中（如脑中风、冠心病）、下肢动脉狭窄或闭塞导致肢体缺血（甚至坏死）、眼底或肾血管病变引起相应器官的功能障碍等。

所以，从健康的角度我们还是需要防止血管硬化的。

醋泡花生能软化血管？

醋可以溶解钙，血管动脉粥样硬化也有钙化的表现，很多人就会联想喝醋会不会软化血管。

不过，这种联想并不符合实际。

血管硬化指的是血管内的粥样斑块形成，血管弹性降低，而吃进去的醋并不会直接进入你的血管。如果只要是酸性就可以软化血管，那么我们人体内的胃酸也比那点醋厉害得多。因此，吃醋能软化血管的说法并不科学，也不准确。

喝醋软化血管的说法之所以流传，一个原因是有一些动物实验和流行病学调查发现了类似的结果。

不过，这方面的实验数据并不足以支持"喝醋可以降血脂、软化血管"的说法。这些研究本身非常初步，其价值主要在于吸引人们进行进一步的研究。

而且，这么多年过去了，科学家们做了很多研究却没有发现更可靠的实验结果，所以此功效仍然存疑。

至于"醋泡花生"这对 CP，它们也没有多么神奇的作用。

花生本身是不错的食物，它含有不饱和脂肪酸；花生表面的皮里含有抗氧化多酚类物质，适当吃一些花生还是有好处的。国外有研究发现，每周吃一把花生能降低心血管疾病的发生率。

不过，我们并没有必要非用醋泡花生吃。在泡制过程中，醋只是起到了溶剂的作用，不会产生新的物质，自然也不会有新的作用。泡醋吃软化血管、降血压的说法，就更是空穴来风了，并没有足够科学根据。

如果觉得醋泡花生味道不错，可以当零食吃，但不要寄予用它来软化血管、降血压。如果真的高血压了，该用降压药的，还得按时按量服药，不要因此而耽误了正经吃药。

怎么吃才能防止血管硬化？

我国成人血脂异常防治委员会综合了国内外的研究证据，分析认为：饮食和生活方式改善是治疗血脂异常和动脉粥样硬化性心血管疾病的基础。

无论是否进行药物调脂治疗，都必须坚持控制饮食和改善生活方式（Ⅰ类推荐，A级证据）。而良好的生活方式包括坚持健康饮食、规律运动、远离烟草和保持理想体重。

1. 调整饮食

饮食的调整对于预防血管硬化非常重要，主要应该控制脂肪和碳水化合物的摄入。

脂肪

● 建议每日摄入脂肪不应超过总能量的 20% ~ 30%。

● 一般人群摄入饱和脂肪酸应小于总能量的 10%。

● 高胆固醇血症者饱和脂肪酸摄入量应小于总能量的 7%，反式脂肪酸摄入量应小于总能量的 1%。

● 高甘油三酯血症者更应尽可能减少每日摄入脂肪总量，每日烹调油应少于 30 克。

● 脂肪摄入应优先选择富含 n-3 多不饱和脂肪酸的食物（如深海鱼、鱼油、植物油）。

碳水化合物

● 建议每日摄入碳水化合物占总能量的 50% ~ 65%。

● 选择食用富含膳食纤维和低升糖指数的碳水化合物替代饱和脂肪酸。

● 每日饮食应包含 25 ~ 40 克膳食纤维。

● 碳水化合物摄入以谷类、薯类和全谷物为主。

● 添加糖摄入不应超过总能量的 10%，肥胖和高甘油三酯血症者要求比例更低。

2. 控制体重

肥胖是血脂代谢异常的重要危险因素。血脂代谢紊乱的超重或肥胖者的能量摄入应低于身体能量消耗，以控制体重增长，并争取逐渐减少体重至理想状态。

建议减少每日食物总能量（减少 300 ~ 500 千卡 / 日），改善饮食结构，增加身体活动，可使超重和肥胖者体重减少 10% 以上。维持健康体重（BMI 20.0 ~ 23.9 千克 / 米^2），对于控制血脂是很重要的。

3. 加强运动

建议每周 5 ~ 7 次、每次 30 分钟中等强度代谢运动。至于运动的形式，跑步、快走、骑车、游泳、俯卧撑、举哑铃都是很好的选择，只要找到适合自己、能够坚持下来的就行。

4. 戒烟

完全戒烟和有效避免吸入二手烟，有利于预防动脉粥样硬化性心血管疾病。所以，能不抽烟就不要抽烟吧。

5. 限制饮酒

即使少量饮酒也可使高甘油三酯血症患者甘油三酯水平进一步升高，所以，如果可以尽量不要喝酒。

实在无法避免，尽量保证适度饮酒，男性每天 20 ~ 30 克酒精，女性每天 10 ~ 20 克酒精。

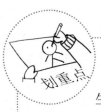

· 没有足够科学数据能有力支持喝醋或者醋泡花生能降血脂、软化血管的说法。

· 花生好吃，但用醋泡并不会产生神奇的健康作用，软化血管也无从谈起。

· 饮食和生活方式改善是调节血脂异常和预防动脉粥样硬化性心血管疾病的基础。

· 坚持健康饮食、规律运动、远离烟草和保持理想体重是预防血管硬化的重要措施。

· 在膳食宝塔的基础上，注意增加蔬菜、水果等食物的量，多样化饮食、均衡营养才是健康的基本准则。

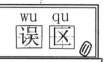

夏季常吃姜，益寿保健康

夏天吃姜，不用医生开处方？
生姜真的有治病的功效吗？

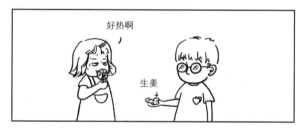

好热啊

生姜

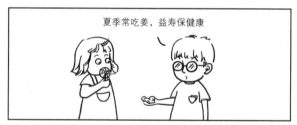

夏季常吃姜，益寿保健康

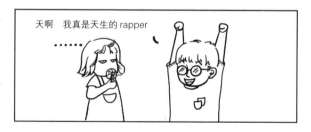

天啊　我真是天生的rapper

……

咩~

夏季

生姜有什么营养？

从营养成分分析来看，生姜的营养价值还是不错的。每100克生姜中含有丰富的B族维生素和铁、钾、锌等矿物质。不过在日常生活里，姜通常都只是作为调味品，一般只是炒菜的时候放一两片，虽说有时候会吃些仔姜或者泡姜，但吃姜的总量还是很少的。所以，生姜的这些营养成分对人体每日摄入量的贡献还是非常小的，几乎可以忽略。况且这些营养成分也可以通过吃其他蔬菜来获得。

另外，生姜中含有多种对健康有益的活性成分，包括挥发油、姜辣素和二苯基庚烷等。比如，做菜的时候放姜，不仅能增加香味，促进人们的食欲，还能增加营养摄入。再比如生姜中的姜辣素，一方面有抑制细菌的作用，在菜肴中加入适量的姜有助于抑制细菌的生长繁殖，另一方面作为让姜呈现出辛辣风味的主要成分，对血管的收缩有一定的影响，会促进血液循环和排汗。

夏天吃姜能使人延年益寿吗？

中国俗语说："冬吃萝卜夏吃姜，不找医生开处方。"这种说法到底是否靠谱呢？

其实，不论是夏天还是冬天，生姜的营养价值都没有很大差别，所以它对我们人体的健康功效也是没有区别的。

从目前的科学研究来看，说生姜有延年益寿等功效大多都是不靠谱的。

美国国立卫生研究院（NIH）所属的医学图书馆对这些研究做过综合评价，从目前的评价来看，有一些证据显示生姜可能对于减轻呕吐反应、缓解身体不适有一定帮助，但其他的健康功效基本都没有什么证据支持。

晚上吃姜赛砒霜？

还有一种流传说法称白天吃姜有益，晚上则不宜吃姜，民间也一直传说"早上吃姜胜参汤，晚上吃姜赛砒霜"。这是真的吗？

生姜到底会对人体产生什么影响主要看其中的成分以及我们的食用量。不管在早晨、中午还是晚上，姜里面所含的物质不会有什么不同。而且生姜的食用量通常也不多，不论什么时候吃其实都不会有很大区别。而且，随着食品技术的发展，尤其是冰箱、气调保鲜等技术的进步，食物是早上吃还是晚上吃，对人体的影响非常小。比如，拿出一块新鲜生姜，放冰箱冷藏后到晚上吃或者第二天早上吃，生姜其实不会有太大改变。

从目前的研究来看，正常每天吃几片生姜是不会有安全问题的。一些研究发现，胆石症患者吃太多姜可能加速胆汁分泌；有些人大量吃姜可能会有肠道不适、腹泻或者胀气等问题。除此以外，在任何情况、任何剂量下都没有发现过姜能毒死人，说晚上不宜吃生姜或者说晚上吃生姜似砒霜，实属无稽之谈。

总的来说，作为一种食材，不管早晚、冬夏，只要需要，都是可以吃姜的，但姜所谓的那些健康功效，目前都没发现有力的科学证据，就不要听信了。

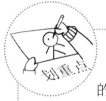

· 生姜的营养价值不错，也含有多种对健康有益的活性成分。

· 季节对生姜本身的营养没有影响，暂无科学证据证明生姜有延年益寿的功效。

· 健康人群每天吃几片生姜没问题，有些人群不适宜吃姜需注意。

夏季

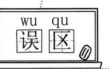
顶花带刺的黄瓜都是打了药的

网上一直有说法称"笔直的黄瓜都喷了药，弯黄瓜才是天然的""顶花带刺的黄瓜都是打了激素的，吃了有毒"，这是真的吗？还能愉快地吃黄瓜吗？

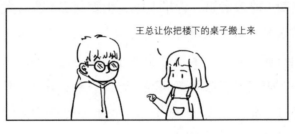

王总让你把楼下的桌子搬上来

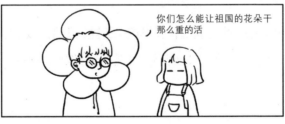

你们怎么能让祖国的花朵干那么重的活

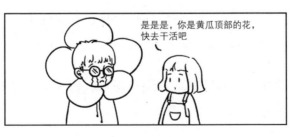

是是是，你是黄瓜顶部的花，快去干活吧

咩~

黄瓜顶部的花是如何形成的?

黄瓜是一种用途特别多的蔬菜,而且它方便保存、好吃,还能敷面膜……很多人都很喜欢。不过,黄瓜的是非一直很多。其实,"顶花带刺"黄瓜属于单性结实,是生物学固有特性,不存在安全隐患。

黄瓜的花基本上是雌雄同株异花,偶尔也出现两性花。黄瓜果实为假果,可以不经过授粉、受精而结果,结出"顶花带刺"的黄瓜。

现在我们对黄瓜等蔬菜的需求是一年四季都有。这就导致很多黄瓜其实是在寒冷的冬春季节种植的。冬春季黄瓜栽培种植过程中,由于受低温、短日照、弱光等影响,黄瓜植株生长势弱,生长缓慢。黄瓜在低温、短日照条件下雌花数量多,坐果率低,势必影响黄瓜产量,就可能无法满足人们的需求。怎么办呢?科学家发现,如果在开花当天或前一天用一定量的氯吡脲药液涂抹花柄,就能提高坐果率、增加产量。后来这种做法就一直沿用下来了。

因此,冬春季节生产的"顶花带刺"黄瓜,部分是由于黄瓜自然单性结实产生的,也有个别是使用氯吡脲产生的黄瓜单性结实而出现的。也就是说,"顶花带刺"的特征并不能说明黄瓜有没有打激素,传说中使用"避孕药"所致就更扯了。

笔直的黄瓜都喷了药?

"笔直的黄瓜都喷了药,弯黄瓜才是天然的。"这种说法其实也没有道理。无论是直黄瓜还是弯黄瓜,在自然条件下都可能得到。实际上,黄瓜长得直才是一种正常的形状。但黄瓜是一个非常娇气的宝宝,它长得弯还是直,跟它的生长环境有很大关系。

当环境温度、光照、水源和土壤适宜时,黄瓜的植株生长旺盛,直黄瓜的比例就高。当然,品种也会对此有一点影响。

夏季

但是，当环境条件变得恶劣时，比如出现低温、弱光、缺水、养分不足等情况，结出弯黄瓜的比例就会升高。而人类通常是比较喜欢直黄瓜的，毕竟运输、储存起来比较方便。

如何解决这个问题呢？科学家们在漫长的种植过程中发现，如果在黄瓜花上涂抹浓度适宜的植物性激素就能改善果实的生长状况，减少弯黄瓜的比例，提高黄瓜的产量和商品价值。最常用的植物生长调节剂就是氯吡脲。

可以放心吃黄瓜吗？

说到这里，大家肯定想问，这个氯吡脲到底是什么东西？还能放心吃黄瓜吗？

氯吡脲是一种常用的植物生长调节剂，在植物中可以发挥类似激素的作用。目前，在美国、日本和我国都有登记使用。氯吡脲能改变植物内源性的激素水平，让更多的花结成果，也可以调节黄瓜的生长。使用氯吡脲后，可以让没有受精的果实开始发育，延缓了花的凋谢；还可以改善黄瓜的生长状况，减少弯黄瓜的比例。

大家最关心的是，使用了氯吡脲的黄瓜能否放心吃呢？

研究发现，推荐用法用量下，氯吡脲在果实和土壤里的残留量都很少，不会对健康产生影响。美国环境局（EPA）对氯吡脲的评估也认为，合理使用下氯吡脲对人和环境都是安全的。

说到合理使用，很多人就会担心，万一"过量"使用呢？其实，农户过量使用的可能性很低。

因为，所有的植物生长调节剂都有很强的自限性。少量使用能促进果实生长，但过量使用不但不能达到更好的效果，反而会使果实畸形、抑制生长。所以，农户也不会过量使用，不然就是赔了夫人又折兵。

还有人担心使用了植物激素的黄瓜会使人性早熟或不孕不育。其实，这完全是杞人忧天。植物生长调节剂只对植物起作用，与动物避孕药在结构、作用靶标和机制方面完全不同。植物生长调节剂对人和动物不产生作用，就像花粉不会使人怀孕一样。所以，黄瓜还是可以放心吃的。

·顶花带刺的黄瓜并不一定都是用了植物激素的。

·笔直的黄瓜也不都是喷了药的，即使是涂了药的，也是允许使用的植物生长调节剂，说是避孕药纯粹是耸人听闻。

·合规的植物生长调节剂在安全用量的情况下果实没有安全问题，可以放心食用。

夏季

小番茄都是转基因的

小番茄是转基因产品，吃多了会致癌。事实真的如此吗？

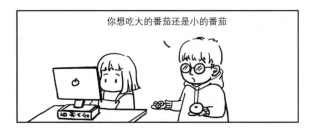

你想吃大的番茄还是小的番茄

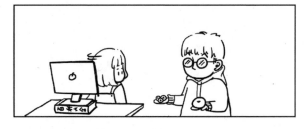

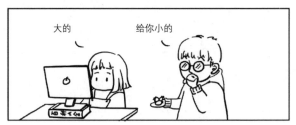

大的　　　　给你小的

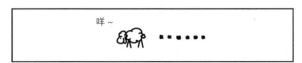

咩~

小番茄是转基因吗？

小番茄（圣女果）并不是转基因番茄，反而它才是最原始的番茄品种。番茄原产自南美洲，它的野生种就是小果型。市场上销售的樱桃番茄，就是在野生种的基础上，经人工选择培育而成的，与转基因无关。

小番茄也叫圣女果，是自古就有的番茄品种，只是因为个头小、采摘不便、产量低，最早仅作为观赏用，后来发现食用方便，口味经过改良后逐渐受到人们的认可。个头小是天生的基因差异，不是转基因所致。

现在市面上的小番茄正式叫法是樱桃番茄（CherryTomato）。大约在公元前500年，野生的樱桃番茄被当时的中南美洲统治者——阿兹特克人收进了自家菜园。16世纪初，欧洲人踏上南美大陆，因为樱桃番茄品种很丰富，也有很多五颜六色的品种，非常好看，这些番茄被送进了花圃作为观赏植物，而不是在菜园种来给人们吃的。

直到后来，意大利人开始在比萨等菜肴中使用这种小番茄，小番茄才被真正当作一种蔬菜来推广种植，这个时候它的个头也都是小的。

我国大陆地区引入樱桃番茄是在20世纪90年代，是从台湾引进过来的。当时引进的品种名叫"圣女"，所以很多地方都把这种小番茄叫作圣女果。

不过，随着人们开始把番茄当作蔬菜吃开始，就喜欢个头大的番茄了，从而开始培育大个的番茄。随着不断地杂交选育，番茄的个头就越来越大了。

所以，小番茄圣女果其实是更接近人工驯化前的野生状态，要知道，野生的板栗、核桃、苹果等也都远小于常规栽培品种，并不是转基因而来。

小番茄的营养价值如何？

其实，小番茄并不会比大番茄营养价值差，甚至更好。

首先，大番茄的口感其实不如小番茄香甜，酸味也不明显。其次，在营养上，大番茄比圣女果略逊一筹，其中的维生素 C 含量就低了不少。小番茄中维生素 C、叶酸等含量，都更胜大番茄一筹。

曾有研究分析了 6 个大果番茄品种和 4 个樱桃番茄品种的营养成分，结果表明，樱桃番茄营养物质普遍高于大果番茄。4 种樱桃番茄中维生素 C 的含量都在 45 毫克 /100 克以上，而 6 种大果番茄中维生素 C 含量最高的才只有 27.9 毫克 /100 克，相差近一倍。红色樱桃番茄中的番茄红素含量比红色大果番茄也更高。

有没有转基因番茄呢？

当然，目前的确是存在转基因番茄的。早在 1994 年，美国已经有转基因番茄品种上市了；1997 年我国也培育出了"华番一号"。这些番茄能延迟成熟时间，即使经过长途跋涉地运输也可以保持很好的质量。但是，在我国并没有批准种植，我们也买不到。

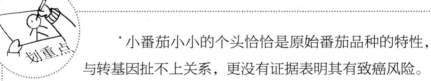

· 小番茄小小的个头恰恰是原始番茄品种的特性，与转基因扯不上关系，更没有证据表明其有致癌风险。

· 小番茄的营养价值可能比大番茄还要高一些，是可以放心吃的。

· 特别提醒，给孩子吃圣女果的时候，要小心窒息风险。

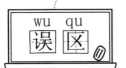

喝酸梅汤能解油腻、降血脂

酸梅汤是北京传统的消暑饮料，它还有解油腻、降血脂的功效吗？

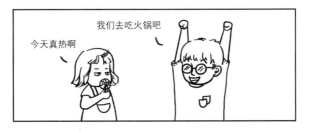

今天真热啊

我们去吃火锅吧

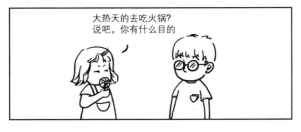

大热天的去吃火锅？
说吧，你有什么目的

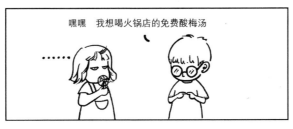

嘿嘿 我想喝火锅店的免费酸梅汤

......

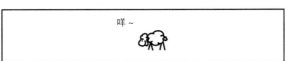

咩~

夏季

71

喝酸梅汤的历史由来已久。古书中记载的"土贡梅煎"，其实就是一种比较古老的酸梅汤。在清朝的时候，酸梅汤是皇宫御膳房里专门为皇帝制作的消暑解渴饮料，后来流传到民间。酸梅汤也就成了北京传统的消暑饮料。在炎热的季节，多数人家会买乌梅来熬制，然后冰镇饮用。在很多餐馆，酸梅汤也是必不可少的一道饭前饮料。

近些年，市场上出现了一些罐装或瓶装的酸梅汤饮料，在标签上声称以乌梅、山楂等纯天然原料熬制而成，不含有化学制剂，具有解油腻、降血脂的功效，还有助于减肥。酸梅汤真的有这种效果吗？

减肥？美好的愿望而已！

传统的酸梅汤主要以乌梅、山楂加水、加糖煮制而成。认为酸梅汤能够解油腻的理由是，乌梅、山楂均是碱性食品，能调节体内酸碱度，去除肠胃中积存的油腻。

其实，食物的酸碱性并不能影响人体的酸碱性。虽然有个别研究表明，如果日常摄入大量酸性食物，酸性代谢物增多，会影响人体的酸碱平衡。但是，实际上，我们的身体是不会因为某天多吃了一些碱性食品（如乌梅）就轻易变化的。人体自身有很强大的调节系统保持酸碱平衡，使体液处于一个很精确的弱碱性范围。对于正常人来说，一般饮食很难改变身体的酸碱性。因而，想通过喝酸梅汤来改变人体的酸碱度是很不靠谱的。

有说法认为，乌梅中含有丰富的多酚类抗氧化物质，这些物质有利于清除脂肪代谢的过氧化产物，还能加速脂质代谢，有助于清除血液内多余的脂肪，进而有利于控制体重（体脂）。

乌梅接近黑色，这个颜色主要来自多酚类抗氧化物质，一般来说，水果的颜色深一些，抗氧化物质会更多一些。研究发现，新鲜乌梅所含的多酚类物质丰富，100 克中的抗氧化物总含量为 175 ~ 345 毫克。但目前的研究证据并不能证明这些抗氧化成分可以帮助减肥。而且，制作酸梅汤时用的乌梅很少，汤里的抗氧化物质其实很少。想要获得更多的多酚类抗氧化物质，还不如多吃点蔬菜和水果，直接吃乌梅也比喝酸梅汤好一些。

降血脂？不要迷信！

　　还有研究发现，多吃富含多酚类抗氧化物质的蔬菜和水果有助于降低血脂，调节高血压，有利于心血管健康。但这并不是吃单一的某种水果或者蔬菜就能达到的效果。多吃蔬菜水果是一种值得提倡的健康饮食习惯，除了有利于控制血脂、血压外，还有均衡营养、摄入足够膳食纤维、避免多吃动物性食物等好处。偶尔喝点酸梅汤，作为平衡饮食的一部分是可以的，但是，不能依赖喝酸梅汤来降血脂。

　　那么，酸梅汤中是不是有什么特殊的降血脂成分呢？有研究发现，用乌梅的提取物熊果酸喂养大鼠后能降低老鼠的血脂含量。不过，人体研究的相关证据还很少。加州大学戴维斯分校曾对一组轻度高胆固醇血症的人进行研究发现，每天吃 100 克梅子有利于降低血脂水平，不过研究者认为是因为梅子中膳食纤维的作用。而酸梅汤中几乎不含膳食纤维。如果想要获得更多的膳食纤维，应该多吃一些完整的水果、蔬菜和粗粮谷物等。

酸梅汤好喝？但那是糖！

　　酸梅汤只是一种普通的饮料，在煮制的时候，用的乌梅很少，由于乌梅本身的味道很酸，还有点苦涩味，所以单独食用口感并不会很好。

　　在做酸梅汤的时候，为了改善口感，一般的做法是多加糖。通常情况，自己在家煮乌梅汤的时候会加很多冰糖，而市场上这类乌梅汤饮料往往糖含量也不低，一瓶 500 毫升的饮料中大约有 50 克白糖。

　　世界卫生组织最新的建议是每人每天摄入的添加糖不超过约 50 克，最好能控制在 25 克左右。各国也都在限制饮料中的糖，过多的糖摄入会增加能量摄入，从而提高肥胖、高血脂等心血管疾病的风险，对人体健康并没有好处。

夏季

所以，过多地喝酸梅汤也并不健康。把酸梅汤当作解暑饮料，偶尔喝喝还是可以的，至于那些保健功能，还是不要太迷信的好。

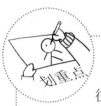

* 酸梅汤只是一种普通的饮料，市售酸梅汤饮料往往糖含量很高，多喝并不健康。

* 把酸梅汤当作解暑饮料，偶尔喝喝可以，但不要轻信它有特殊的保健功能。

* 自制酸梅汤时，如果没有喝完，最好及时冷藏保存，夏天温度高，很容易腐败变质。

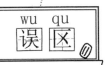

烧焦的烤串会致癌

食物烧焦了会产生有害物质，吃了会致癌。这是真的吗？还能愉快地撸串吗？

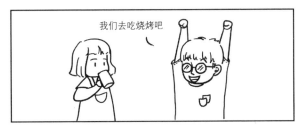

我们去吃烧烤吧

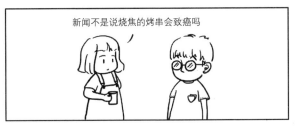

新闻不是说烧焦的烤串会致癌吗

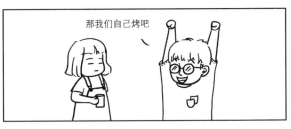

那我们自己烤吧

咩~ ......

食物烧焦会产生有害物质吗？

很抱歉告诉大家，在高温下，食物烧焦的确会产生一些有害物质。最常见的有两种：一种是苯并芘，一种是杂环胺。

多环芳烃

多环芳烃，又称多环性芳香化合物或多环芳香族碳氢化合物，这个家族非常庞大，有 100 多个成员，最有名的要属苯并芘。

苯并芘，也叫苯并 (a) 芘，一种有 5 个苯环的多环芳烃，国际癌症研究机构将其归在致癌物的第一组，属于"已经明确对人类有致癌作用"的物质。

烧烤的食物，包括烤鸡腿、烤肉串，在高温烘烤下的确可能产生苯并芘这种致癌物。烧烤食物产品的苯并芘主要来自脂肪的受热反应，脂肪在 200℃以上的高温下就会产生苯并芘，而且，温度越高，会产生越多的苯并芘。

杂环胺

多环胺类，也有人称之为杂环胺，具有一定的致畸致癌性。多环胺类的形成有几个因素：食物类型、烹调方法、温度和时间。

食物类型：熟肉制品以及其他来源的蛋白质，如牛奶、鸡蛋、豆腐、器官肉类（如肝脏）等。

烹调方法：在油炸、煎、烧烤过程中，肉在极高的温度下产生的多环胺类含量为最大。

温度和时间：肉或其他食物经煮、烤、煎，温度越高就会产生越多的多环胺类，反之，温度越低产生多环胺类量越少。多环胺类的多少取决于食物熟透的温度。

还能放心吃烧烤吗？

大家最关心的是，还能不能愉快地撸串。

食物烧焦，肯定是经过了很高温度的灼烧。食物中的蛋白质、脂肪、碳水化合物都很容易在高温下生成苯并芘和杂环胺类物质，而且温度越高，时间越久，生成的致癌物越多。

所以，从营养和健康角度，建议大家还是应该尽量不吃或者少吃烧烤类食物，尤其是不要吃烧得太焦的食物（况且还不好吃）。

不过，这并不意味着吃了烧烤一定致癌，也不意味着烧烤就完全不能吃了。

首先，虽然烤肉中的苯并芘和杂环胺类物质是具有致癌性的，但这只是证据强度，并不意味着吃一点烧烤就一定使人患癌症。

实际上，联合国粮食及农业组织 / 世界卫生组织联合食物添加剂专家委员会 (JECFA) 评估认为，人类从膳食中摄入苯并芘的量对健康影响不大。

其次，一般烧烤产生的苯并芘和杂环胺类并不多。要知道，烧烤食物中的致癌物比一支香烟中的要少得多。

所以，烧烤、烤焦的食物并没有传说的那么恐怖，适当吃一点还是可以的。

如何减少烧烤中的苯并芘？

只要注意方法恰当，可以有效减少烧烤食物中的苯并芘。

首先，烧烤时不宜时间过长或温度过高，还要避免食物接触到火焰，而且热源最好处于食物上方。

烧烤时，食物与火直接接触时会有大量的油滴到火里燃烧，产生烟，由此产生的苯并芘会附着到食物表面。而食物距离火较远时，滴下的油很少，苯并芘也就少多了。所以，烧烤的时候要尽量将烟排掉。比如可以把烧烤架升高，或者直接把烟给扇走。

有人做过实验，烤香肠时，如果香肠和火接触，成品中的苯并芘含量为每千克 10.7 微克；如果把烧烤架升高，让香肠和火相隔 5 厘米，那么这个值就会降到 0.67。

其次，选择产生苯并芘较少的食物。

一般情况下，鸡肉、猪肉等肉类和鱼类在烧烤时产生的苯并芘和杂环胺类都比较多，而蛋类、豆腐、蔬菜等产生的苯并芘和杂环胺类就比较少。所以，烧烤的时候不要只吃肉，适当烤一些蔬菜来吃。

另外，尽量选择带皮烤的食物，如番薯、带皮的粟米、双贝类及未剥壳的甲壳类海产，因为外皮可防止苯并芘渗入，吃的时候去皮就可以了。烤的时候裹上一层锡纸，也可以有效减少苯并芘渗入。

最后，吃烧烤的同时，也要注意饮食均衡和多样性，比如加一些蔬菜和水果，可降低可能的健康风险。

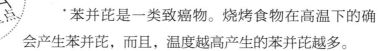

·苯并芘是一类致癌物。烧烤食物在高温下的确会产生苯并芘，而且，温度越高产生的苯并芘越多。

·联合国粮食及农业组织 / 世界卫生组织联合食物添加剂专家委员会（JECFA）评估认为，人类从膳食中摄入苯并芘的量对健康影响不大。

·烧烤食物中的苯并芘和杂环胺类比一支香烟中的少得多。

·烧烤类食物并不健康，从营养角度，不推荐多吃。

·平时饮食注意食物多样、营养均衡，能有效降低可能的健康风险。

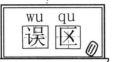

越不化的冰淇淋添加剂越多

有人认为，冰淇淋、雪糕越不容易化，说明它所含的添加剂越多，这种说法有没有道理呢？

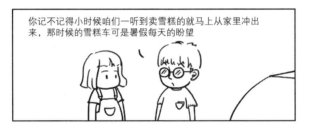

你记不记得小时候咱们一听到卖雪糕的就马上从家里冲出来，那时候的雪糕车可是暑假每天的盼望

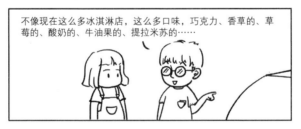

不像现在这么多冰淇淋店，这么多口味，巧克力、香草的、草莓的、酸奶的、牛油果的、提拉米苏的……

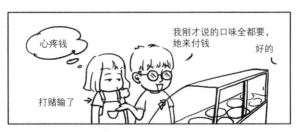

心疼钱

我刚才说的口味全都要，她来付钱

好的

打赌输了

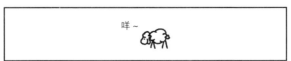

咩~

夏季

79

雪糕如何获得抗融技能？

冰淇淋、雪糕是一类冷冻食品，它的主要原料是水、乳、蛋、甜味料、油脂和其他食品添加剂（包括稳定剂、乳化剂、着色剂以及各种口味来源的香料等）。

这类产品通常在炎热的夏天销售，运输和贮藏全程都需要冷冻环境，但是由于条件有限，冷链难免会出现短暂的中断。这类产品在制作过程中也必须考虑到这一因素，不能让产品刚离开冰柜就化得不成样子。因此，厂家都会通过一定的工艺来提升冰品的"抗融性"，以保证产品能够完好地到达消费者手中。

冰淇淋是一种复杂的混合体系，它由水、糖、脂肪、蛋白、乳化稳定剂及加工过程中形成的气泡、冰晶等构成。冰淇淋的融化速率会受很多因素的影响，制品中空气的含量、冰晶的性状以及凝冻过程中脂肪球的网络结构等，都会影响它的抗融性。

在防止冰淇淋过快融化方面，食品添加剂确实有不少作用。以一款常见的冰淇淋为例，配料表中显示添加了乳化剂、增稠剂、稳定剂等成分，这些成分很多都与增加抗融性有关。

乳化剂能提高原料的均匀性和稳定性，这样在凝冻的时候才不会形成不均一的冰碴。它还能"抓住"原料中的脂肪小颗粒，锁住微小的气泡，最终形成柔软细腻的口感。

增稠剂的作用是让原料变得更黏稠，常用的包括黄原胶、卡拉胶、瓜尔胶等，可以在凝冻的过程中改变水的结晶形态，也能让融化的冰淇淋仍然黏附在表面，而不是滴的到处都是。这几种添加剂的功能之间有一些重叠，比如很多乳化剂、增稠剂也有稳定剂的作用。这几种添加剂联合使用不仅可以赋予冰淇淋爽滑的口感，还能增强它的抗融性，减慢融化速率、防止过快的融化塌落。

添加剂越多，越难融化？

适当的添加剂使用能够提高冰淇淋的品质和抗融性，但对于生产者来说，它们也不是多多益善的。过多的添加剂反而会破坏冰淇淋的品质，实际的用量还要考虑工艺条件和成本等因素。

而且，提高冰淇淋的抗融性也不止依赖食品添加剂。通过食品原料和生产工艺的改进，人们其实已经可以做出抗融性更加卓越的冰淇淋。前几年，日本一家名为"海藻食品研究所"的公司就推出了一种在常温下可以保持 1 小时不融化的冰淇淋。这款冰淇淋的特别之处其实只是添加了一种比较少用的食品成分——豆渣。研究人员发现，加入豆渣的牛奶冰淇淋比一般的冰淇淋更加难以融化。现在，这样的产品在日本市场上就有贩售，如果感兴趣，可以去尝一尝。

冰淇淋里的添加剂安全吗？

很多人担心冰淇淋中的添加剂不安全。其实，食品添加剂的安全性归根结底是要看用了多大的量和吃了多少。只要符合安全标准的要求，食品添加剂的安全性是有保障的。

以乳化剂为例，国际上通用的乳化剂大概有 70 种左右，世界卫生组织和联合国粮农组织的食品添加剂联合专家委员会 (JECFA) 对食品乳化剂进行安全性评价，结果显示，这些乳化剂大多很安全，绝大部分甚至都不需要对每日容许摄入量（ADI）进行限制，合理地使用它们并不会对健康产生危害。

夏季

划重点

˙雪糕是否容易化确实与添加剂有些关系，但不易融化并不代表其中加入了过量的添加剂。

˙为了满足生产工艺和消费者的需求，雪糕中不可避免地需要加入一系列食品添加剂，在合理使用的前提下，这些成分是足够安全的。

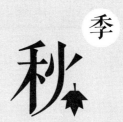

饮食误区

秋季吃木耳来清肺

无籽葡萄是因为蘸了避孕药

每天吃一把葡萄干能预防心脏病

吃石榴不吐籽，养颜抗氧化

空腹吃柿子会结石

吃木瓜能丰胸

吃芹菜能降血压

南瓜能降血糖

柠檬酸泡过的莲藕会致癌

孕妇不能吃大闸蟹

中秋节吃无糖月饼、保健月饼更健康

白果有毒不能吃

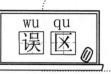

秋季吃木耳来清肺

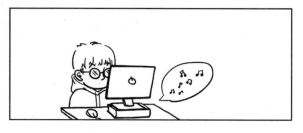

为了抵抗秋冬雾霾，很多防护攻略中会推荐多吃清肺食物，比如木耳。不过，吃木耳真的能清肺吗？

喂，妈

儿子，什么时候回来吃饭呀，妈妈做了炒木耳，最近空气质量差，多吃点木耳清清肺

呃……妈，我们都吃两周的炒木耳了，是不是清的差不多了，吃点别的行不

嘟——嘟——

咩~　　　（看来不太行）

存在清肺的食物吗？

网上一直流传着清肺食物名单，比如木耳、猪血、鸭血能清肺；白萝卜治痰多咳嗽；雪梨炖百合、银耳莲子羹润肺、抗病毒；罗汉果茶清肺降火……真的存在清肺食物吗？

其实，无论怎么吃都没法防住雾霾，也并不存在什么清肺食物。

雾霾主要是粉尘，除了浓度，颗粒大小是粉尘污染的关键因素。颗粒越小，危害越大。PM10 为直径 10 微米的粉尘，PM2.5 则是直径 2.5 微米的粉尘。我们吃的食物是从嘴里进入，在小肠吸收；而 PM2.5 微粒是从鼻子里进入，在肺里沉积。它们进入人体走的路线就完全不一样，所以根本不能互相产生什么影响。

以木耳为例，之所以说它能清肺，主要是说它含有丰富的膳食纤维，是肠道内的"清道夫"，能吸附肠道里的有害物质。的确，它确实能与污染物、重金属等结合，但这样的结合只能在消化道进行，吸附的是肠道的垃圾，至于肺泡里的粉尘微粒就实在够不着，根本不可能直接与雾霾对抗。所以想靠吃木耳来结合微尘、清除雾霾的想法，相当不靠谱。

除了木耳之外，中医学中还有许多"清肺"的食物，比如动物血、梨、冰糖、银耳、萝卜等。但是，在现代医学中，并没有"清肺"这个概念。这些所谓的"清肺食物"，清的也是"中医学上的肺"，而中医学所说的"润肺""清肺"，实际是清除肺热、肺火的意思，与现代医学的清除肺部污染物不是一个概念。

事实上，目前没有任何循证医学的证据证实某些食物有清除人体内雾霾微粒的作用。"食物抗霾"只是一种美好的愿望，任何一种食物，都无法清除或者减轻空气中的粉尘污染物对肺的影响，不要奢望借助某种所谓"清肺食物"来消除或降低 PM2.5 的危害。至于市场上的"清肺食物""清肺保健品"，都只是噱头而已，买的时候还是多长个心眼。

秋季

雾霾天到底应该怎么吃?

雾霾天最重要的还是做好防护措施,比如,家里雾霾的时候关门窗,开空气净化器,天气好的时候,打开窗户通风透气,出门带好口罩。

那么,是不是饮食对雾霾就完全无能为力了呢?当然不是。

健康的饮食和生活习惯对于提高我们对雾霾危害的抵抗能力还是有好处的。雾霾天确实可以多摄入一些富含蛋白质、维生素 C、维生素 A 等营养素的食物。

有研究发现,多吃蔬菜水果,尤其是深色的蔬菜水果,有利于上皮组织(包括消化道、呼吸道、生殖道、眼睛的黏膜和皮肤等)的抵抗力和修复能力,蔬菜水果中的多种抗氧化物质也有利于降低炎症反应,这些作用对于预防雾霾造成的呼吸道黏膜损害可能有一定益处。多吃一些富含 n–3 不饱和脂肪酸的食物,比如鱼类水产、亚麻籽油、紫苏籽油等,能降低炎症反应的效果,或许对雾霾所致的呼吸道炎症有些好处。

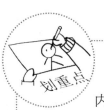

·目前没有科学证据显示某些食物可以清除人体内雾霾颗粒。

·中医学中所说的"清肺"其实是清除肺热、肺火的意思。

·多吃蔬菜水果、鱼类水产品、亚麻籽油、紫苏籽油等,注意均衡饮食,对抵抗雾霾给身体造成的危害是有好处的。

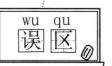

无籽葡萄是因为蘸了避孕药

网上流传说无籽葡萄都是蘸的避孕药，孩子吃了会导致性早熟、不孕不育。还能让孩子吃葡萄吗？

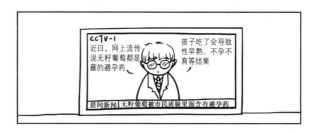

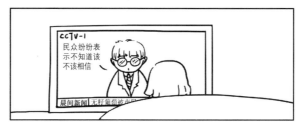

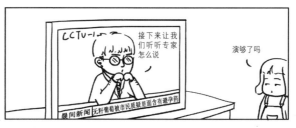

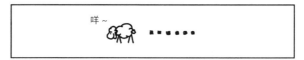

这让很多家长忧心忡忡，不知道还能不能买给孩子吃。无籽葡萄真的是蘸了避孕药？还能放心吃吗？

其实，无籽水果的产生和人类使用的避孕药没有丝毫关系。无籽水果是通过育种或植物激素处理来达到无籽效果的，并不会对果实的安全性造成不良影响，也不会使人性早熟或者不孕不育。

葡萄籽是如何形成的？

我们吃的水果，从植物学上来说，基本都属于被子植物的果实。果实自从它诞生起就有着神圣的任务，那就是保护和更好地传播包被在其内部的植物幼体——种子。"被子植物"这一名称就是这样得来的。有了果实的包被，种子得以更好地传播，植物也就得以繁衍，也使得我们今天能够吃到美味可口的水果。葡萄也不例外。

水果的种子（葡萄籽）在受精以后就开启了发育的钥匙，子房也在发生变化，整个子房开始膨大疏松起来，同时，大量的水和营养物质（蛋白质、糖类、有机酸等）被运输到膨大的子房壁细胞中储藏起来。然后，在果实自身产生的激素——乙烯的影响下，整个子房变得厚实而多汁，成了我们吃到的水果。

在新生的水果中，里面又会包裹新的种子。如此，水果才得以在历史长河中延续下来。

无籽水果是如何产生的？

水果籽虽然对于水果的繁衍非常重要，但是，对于人类来说就不一定是什么愉快的体验了。你在吃水果的时候，突然嚼到一颗又硬、味道又不好吃的籽，会是什么感受？特别是小孩子，尤其是不到三岁的婴幼儿，如果吃到水果籽，就很可能发生哽噎甚至窒息的危险。

所以，人们也在寻找既能够阻止种子发育，同时又不影响果实生长的办法，这样就能得到既鲜嫩多汁，又不用吐籽的无籽水果了。

怎么做才能去掉籽呢？提前把籽挑出来是一种做法。但是……太麻烦了！如果买回来就是无籽的，洗干净就吃，那多方便。

懒是一种生产力。为了实现这种目标，人类通过长期的探索和研究发现，还真有办法可以做到。

目前常用的方法主要有三种。

使用植物激素。为果实施用一定浓度的植物激素，抑制种子发育的同时促进果实发育。

杂交。通过杂交手段，使得种子不能正常发育，同时给予一定刺激，使果实自身可以产生足够其发育的植物激素。

选育。这种方法通过寻找植物自身产生的种子不育但能够自身产生植物激素的突变个体，来生产无籽水果。

至于蘸避孕药，这种方法根本不可行，网上流传的说法完全是没有根据的造谣，人类避孕药对植物根本不能发挥作用。

无籽葡萄是怎么来的？

无籽葡萄其实是第一种方法和第三种方法培育出的无籽水果。

我们常见的巨峰葡萄，它本身是有种子的。但如果在葡萄盛花期及幼嫩果穗形成期用一定浓度的赤霉素进行处理，便可以抑制种子发育，但不影响果实长大，人们就能获得无籽的巨峰葡萄。

还有一些葡萄品种，例如"京可晶""大粒红无核"等，由于其本身的变异，在授粉之后，受精胚囊很快停止发育，但果实本身可以产生激素，从而使得果实膨大发育为无籽果实。

无籽葡萄会使人性早熟、不孕不育吗？

既然无籽葡萄会用到赤霉素等植物激素，很多人就会担心了：植物激素会不会使孩子性早熟、不孕不育呢？其实，这个担心完全没有必要。

植物激素没有雌激素和雄激素之分，它们只作用于植物体，对动物体不起作用。

实际上，植物激素与动物激素从分子机构到作用机制都有很大差异。植物激素大多是小分子，而动物激素主要是大分子的蛋白质和多肽，两者的化学结构不同，作用机制也完全不一样。动物激素只能对动物起作用，植物激素只能对植物产生影响。就像花粉不会使人怀孕一样。如果动物激素和植物激素能随便互相影响，那生物界岂不是乱套了。

而且，植物激素有很强的自限性。也就是说，合理少量使用能促进果实生长，但是如果用多了，可能会适得其反，使果实畸形。所以，种植户一般也不会过量使用。

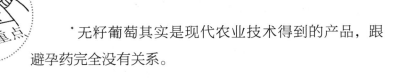

·无籽葡萄其实是现代农业技术得到的产品，跟避孕药完全没有关系。

·人类使用的避孕药对植物根本没有任何作用。无籽葡萄栽植过程中使用的植物激素也不会对人体产生影响。

·作为家长不必谈"植物激素"色变，葡萄是一种健康的水果，可以放心让孩子吃。

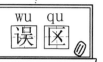
误区 wu qu

每天吃一把葡萄干
能预防心脏病

有人说，每天吃一把葡萄干，能够预防心脏病，因为葡萄干里含有丰富的抗氧化物质，尤其是白藜芦醇。这是真的吗？

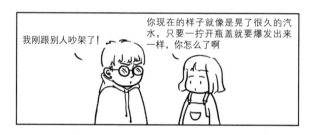

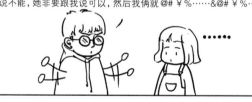

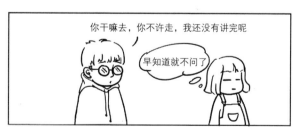

咩~

葡萄干的营养价值如何？

新鲜葡萄中，占绝大多数的还是水分，达 85% 以上。葡萄中还含有丰富的钾、铁，维生素 A、维生素 C、B 族维生素也比较丰富，是人们获得维生素和矿物质的良好来源。所以，新鲜的葡萄的确是一种营养美味的水果。

而葡萄变成葡萄干其实就是脱水的过程，可以称得上是"浓缩的精华"了。

在浓缩过程中，葡萄中的矿物质不会损失。所以，干燥后，葡萄干中铁的浓度大大升高。由于好吃，很容易被人们接受，是补充铁质不错的辅助食品，缺铁性贫血患者和妇女都可以多吃，有助于改善造血功能。

不过，葡萄干在脱水过程中，很多维生素会损失。在晾干过程中，葡萄中维生素 C、B 族维生素都比较容易被氧气、光照等破坏，就会大量损失。

所以，葡萄干能够很好地保留葡萄的矿物质，但是维生素难免会损失不少。

葡萄干能预防心脏病吗？

比起葡萄干的美味，大家可能更加憧憬葡萄干的保健功能。传说葡萄干可以抗氧化、抗衰老，这与葡萄所含的一些植物抗氧化物质有关，其中，以白藜芦醇最为出名。

在很多研究中，人们发现白藜芦醇可以预防体内自由基及脂质过氧化所引起的老化现象，能够促进心脏健康，也可抑制细胞病变，以减少癌症发生的概率。于是有人开始发挥想象力了，那么吃葡萄干是不是就能预防心脏病呢？这种说法有道理吗？

虽然在试验中发现，白藜芦醇有一定促进心血管健康、抗癌、防衰老的作用，但是，在我们日常生活中，通过吃葡萄而摄入的白藜芦醇量实在有限，跟实验中的使用量还是有很大差距的。要想达到实验中的有效量，得吃"大量"的葡萄干，正常饮食很难达到。

而且，白藜芦醇本身非常不稳定，极容易被氧化，当人口服经过消化，能够进入人体血液循环的量也很低。

约翰霍普金斯大学医学院的一项研究指出，白藜芦醇和心血管健康没有直接关系。他们在 9 年的跟踪调查中，通过记录志愿者尿液中的白藜芦醇估算了他们的白藜芦醇摄入量，发现与他们的死亡、心脏疾病及癌症风险都不具有太大相关性。

需要提醒的是，葡萄经过浓缩做成葡萄干后，其中的糖分也得到了很大浓缩，糖含量高达 83.4%。一把葡萄干（大约 50 克），40 克以上都是糖，如果每天都吃一把葡萄干，又不注意其他能量摄入的减少，就非常容易发胖，对心脏估计只有坏处没有好处。

不吃葡萄干，直接吃白藜芦醇可以吗？

有的人可能会说，既然吃葡萄干太麻烦，市场上还有葡萄提取的白藜芦醇保健品呢。直接吃可以吗？

其实，白藜芦醇摄入也不是越多越好。不少研究发现，白藜芦醇的摄入量太大反而会促进癌细胞的生长。

比如，一项细胞研究发现，低剂量的白藜芦醇能够促进细胞的激活，而当剂量增加到一定程度时，则会抑制细胞的激活，甚至会对细胞造成损害。

在动物实验发现中，科学家也发现大剂量的白藜芦醇会给动物造成肾脏疾病和消化问题。

而在人体研究中，科学家发现当白藜芦醇每天摄入量超过 0.5 克时，人体会出现一些不良反应，而超过 1 克时不良反应就会更多，包括腹部不适、腹泻等。临床研究中也有因发现白藜芦醇可能引起肾脏问题而终止的案例。所以不能盲目迷信白藜芦醇的健康作用。

正常情况下，大家不用太担心白藜芦醇的安全性问题。一般来说，人们通过正常膳食摄入的白藜芦醇很少，也正因如此，FDA 将白藜芦醇的安全性评价为 GRAS（即一般认为安全），少量吃点不用太担心。

就算你真的想补充点白藜芦醇，花生、蓝莓、蔓越莓等食物也是不错的选择，因为这些食物中都有白藜芦醇的存在，而且，这些食物的性价比也高得多。

每天吃一把葡萄干是不错的零食，对于补充铁元素也有好处。但是，白藜芦醇等抗氧化物质到底是否真的能预防心脏病，目前没有太充分的证据，更不能将它作为大量吃葡萄干的理由。而且，葡萄干含糖量极高，多吃真不是什么好事。

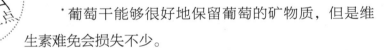

· 葡萄干能够很好地保留葡萄的矿物质，但是维生素难免会损失不少。

· 葡萄干中含有一种称为白藜芦醇的成分，虽然在一些试验中发现白藜芦醇有一定促进心血管健康、抗癌、防衰老的作用，但靠吃葡萄干吸收的那点量不可能起到保健、预防作用。

· 不能盲目相信那些宣称从葡萄中提取的白藜芦醇保健品，白藜芦醇也不是摄入越多越好。不过，通过正常膳食摄入的白藜芦醇不用太担心安全性问题。

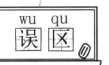

吃石榴不吐籽，养颜抗氧化

石榴"浑身都是宝"，吃了能"防癌、增强免疫力、预防心脏病"，石榴真的是一种"超级食物"吗？

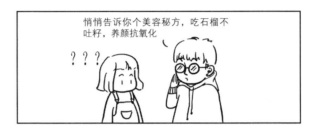

悄悄告诉你个美容秘方，吃石榴不吐籽，养颜抗氧化

？？？？

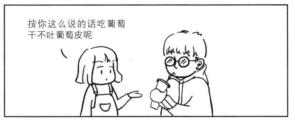

按你这么说的话吃葡萄干不吐葡萄皮呢

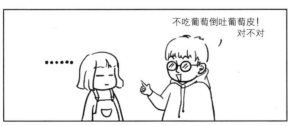

不吃葡萄倒吐葡萄皮！
对不对

......

咩~

秋季

论营养：光与苹果比可不行！

与其他水果一样，石榴可以成为均衡饮食的一部分，不过若论营养，它在水果当中也不算多么突出。

有一种说法称，石榴的营养丰富，一个石榴所含的维生素 C 就相当于两个苹果。这听起来似乎挺不错的，但是且慢，拿苹果当对照，这可并不合理。要知道，苹果的维生素 C 含量在水果中算是很低的，通常只有 4 毫克 /100 克左右。100 克石榴中的维生素 C 有 10 毫克左右，确实是苹果的两倍多，但这个量放到水果大家族里依然并不突出，我们所熟悉的橘子、红枣、菠萝、荔枝、芒果和木瓜都比它多。而拿它跟苹果对比，就好比拿乌龟跟蜗牛比谁跑得快一样。

抗氧化：成分其实没啥特别！

当然，也有很多石榴保健功效的宣传不是冲着维生素这类普通的营养成分去的，他们看重的是那些"抗氧化"的成分。

科学家也从石榴中提取出了一些活性成分，最常见的就是多酚类抗氧化物质，如花色苷、花黄素类、鞣花酸等。通常，不同品种纯石榴汁中总多酚含量为 0.2% ~ 1.0% 之间。不过，这些成分其实也都没什么特别，很多蔬菜水果中都能找到。也有一些宣传声称，石榴"浑身都是宝"，籽和皮里含有"丰富的抗氧化物质"，不过这些部分在吃石榴时可进不到人们的肚子里，当然这并不意味着你应该把皮和籽一同吃下去。

健康功效：更多只是设想！

围绕着石榴中的抗氧化物质，人们提出了很多健康功效的设想，比如促进心血管的健康，以及预防前列腺癌症等。不过，这些说法虽然被商家运用得淋漓尽致，但它背后的研究证据还是很缺乏。

就拿石榴预防前列腺癌这个说法来说，其实是对现有研究结果的过度演绎。在前期的实验室研究中，人们确实发现石榴汁或石榴提取物表现出了一些抑制前列腺癌细胞生长的作用。但值得强调的是：一方面，抑制肿瘤细胞生长和"预防肿瘤"可不是一码事；另一方面，这只是动物和细胞研究的结果，在进行足够多的临床研究验证之前，谁也不知道这事是不是真的靠谱。

那么，临床研究的情况又如何呢？目前看来并不怎么乐观。2006年的一项研究让前列腺癌患者每天喝一杯石榴汁，持续了约13个月，结果发现喝石榴汁患者的前列腺癌细胞得到了一些抑制。但是这个研究的受试者只有48人，样本量实在是太少了。后来，又有一些研究者进行了更大样本量的研究，但这些研究纳入的受试者也不过只有百余人，而且还没有观察到什么显著的效果。正因为如此，美国国立卫生研究院（NIH）认为，石榴是否能关爱前列腺健康，这事还无法得出定论。

在心血管健康等方面，情况也差不多。在实验室研究中得到一些"可能有益"的迹象之后，商家就已经开始了大肆宣传。而与此同时，能够证明这些健康宣称的临床研究却还有太多不足。

权威机构：石榴保健？我们可不认！

商家们希望给自己的石榴产品加上迷人的保健功效宣传，但是美国食品药品管理局（FDA）等权威机构对此可不买账。

美国有一家生产石榴汁的企业，为了更好地宣传石榴汁，花了大量资金支持了100多项关于石榴汁有益健康的研究，发表了70多篇研究论文。不过，这些功效仍然没有得到FDA的认可。由于违规在产品及广告中宣称健康功能，它们生产的石榴汁产品多次遭到了美国联邦贸易委员会的警告。

欧洲食品安全局（EFSA）也对石榴制品的几种健康功效宣传语（包

括降低血胆固醇、促进勃起功能、降低脂肪氧化、降血糖等）进行了评估，结果认为，这些说法都缺乏足够证据支持。

由此可见，石榴的各种"保健功能"现在还停留在假设和"可能"的阶段。多吃蔬菜水果本是一种健康习惯，吃点石榴也是不错的，但它毕竟只是饮食健康中并不特殊的一小部分，没有必要刻意追逐。如果碰到宣传夸张的石榴保健品时，也要多留个心眼。

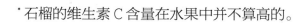

划重点

· 石榴的维生素 C 含量在水果中并不算高的。

· 石榴中活性成分在其他果蔬中也存在，而且含量较多的籽和皮平时并不食入。

· 没有科学证据显示石榴有多种保健功效。

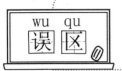

空腹吃柿子会结石

空腹时吃柿子，柿子中的成分会与胃液反应导致结石，这是真的吗？

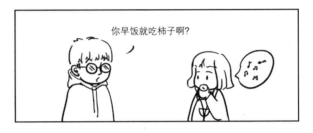

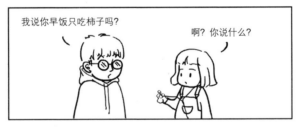

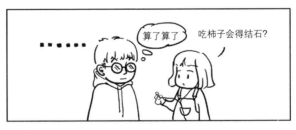

秋季

99

柿子涩？鞣酸作怪！

吃过柿子的人可能会对它的涩味印象比较深刻，因为苦涩的味道总是败坏我们吃柿子的雅兴。那么，柿子的涩味从何而来？其实，涩味就是来自柿子细胞中的鞣酸（又称单宁、单宁酸、没食子酸），也就是人们所说的收敛物质。吃柿子的时候，嚼破了细胞，里面的鞣酸就会流出来了，鞣酸与口腔中的唾液蛋白结合让人产生"涩"的感觉，鞣酸还会刺激口腔的黏膜蛋白，使之产生收敛性的麻涩感。

鞣酸并不是柿子独有。鞣酸的足迹遍布大自然，各种水果的涩味都与它脱离不了干系，很多树皮中也有这种鞣酸，例如，在我国的四川和云南一带，有一种叫五倍子的树，它的树皮里就有大量的鞣酸。

柿子里究竟有多少鞣酸呢？柿子中的鞣酸含量一般在 0.4% ~ 4% 之间，也就说，100 克柿子中鞣酸的含量可能高达 4 克。高鞣酸食物的确会增加胃结石的风险。原因在于，鞣酸可在胃酸的作用下与蛋白质（如食物中的蛋白质、胃内消化酶、胃脱落上皮等）结合成鞣酸蛋白质，很难溶于水，沉积在胃内，再与果胶及植物纤维等凝结成块后，即形成胃石。

然而，并不是所有的柿子都是高鞣酸的。柿子分为完全甜型、不完全甜型、不完全涩型和涩型。能在树上自然脱涩的称完全甜柿，而不能完全脱涩的称不完全甜柿。甜型柿子在自然成熟后鞣酸的含量就很少了（0.5%以下），几乎没有涩味。研究显示，涩型柿子每百克果实中鞣酸的含量高达 3 ~ 4 克，完全甜型柿子中的鞣酸含量则不足 0.1 克。因此，并不是所有的柿子都是高鞣酸。

另外，柿子在未成熟时的鞣酸含量一般都比较高。柿子中的鞣酸含量在生长过程中首先逐渐增多，在成熟软化过程中，可溶性鞣酸的含量逐渐降低。未成熟时，甜型柿子的鞣酸可能高达 2%，而涩型柿子中可溶性鞣酸含量可能高达 4% 以上。所以，未成熟的柿子最好不要吃。

脱涩，让柿子更好吃！

鞣酸的本质其实是多酚类抗氧化物质，还有杀菌的作用。研究发现，柿子中的鞣酸等多酚类物质丰富，明显高于苹果。甜柿子能自然脱涩，可以直接食用，是最优良的鲜食消费类型。但是，甜柿子的品种和数量都很有限，并不能满足人们的需求。而柿子过高的鞣酸含量和涩味让人难以接受，科学家也尝试了各种方法试图将柿子过多的鞣酸去除，以脱除涩味。

柿子采摘前有乙醇法脱涩，采摘后脱涩方法有多种，如温水、石灰水浸泡，乙醇、CO_2 或氮气处理、真空包装，以及自然放置通过冻融交替等途径。对于产业化商业经营来说，目前通常是采用 CO_2 或氮气处理，这种方法适合大规模脱涩，还能较好地保持果实硬度，是目前最好的途径之一，已经在日本、韩国、欧洲等大规模采用。现在市场上销售的柿子一般都是经过脱涩处理的，鞣酸含量降低了很多，味道也不会太涩。

空腹能吃柿子吗？

担心空腹不能吃柿子的原因主要是担心柿子中鞣酸太高。

首先，甜型柿子本身的鞣酸含量就会低一些，即使没有完全成熟也是可以适量吃的，只要你能接受它微微的涩味。成熟后，甜型柿子的涩味消除，鞣酸的量也极低，就可以放心食用了。其次，现在市场上绝大部分柿子产品都是经过脱涩处理的，鞣酸的含量基本很低，不用太担心会导致结石。这里也需要提醒消费者，不要随意去购买一些所谓自家种植的柿子，可能没有经过脱涩。如果买到的柿子还很涩，不妨放一段时间等柿子彻底熟透，或者用温水泡一段时间，都能帮助脱涩。

没有成熟的柿子中鞣酸的含量往往很高，尤其是涩型柿子，未成熟的涩型柿子中鞣酸的含量更高，所以，最好不要生吃柿子。如果直接食用，并引起胃内不适，就最好不要吃了。但是，也不要担心马上就会结石。只有大量吃没有熟的柿子才可能发生这种问题。

另外，高鞣酸并不是形成结石的唯一因素，低浓度胃酸、低胃动力也是人体植物性胃石形成的影响因素。现在大量胃石症的患者伴有低胃酸、胃动力不足等问题，甚至有很多是胃溃疡患者。如果你是胃溃疡患者或者胃动力不足，最好不要空腹吃柿子，尤其是未成熟的柿子。

走出时令饮食误区

划重点

·商业化的柿子基本都有经过脱涩处理，鞣酸含量并不高，空腹吃柿子，只要不会觉得难受，基本不用太担心会形成结石。

·不要随意去购买一些所谓自家种植的柿子，可能没有经过脱涩处理。

·未成熟的柿子鞣酸含量较高，最好不要空腹吃，尽量等到成熟之后再食用。

·胃酸分泌过多的人群及胃动力障碍者，或者患有胃溃疡的患者，尽量不要吃柿子，尤其是味道太涩、未成熟的柿子。

·如果食用柿子等食物后，长期感到胃部不适，应及时去医院检查治疗，以免病情加剧。

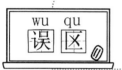

吃木瓜能丰胸

"木瓜丰胸"的说法一直有流传，不过，吃木瓜真的能丰胸吗？

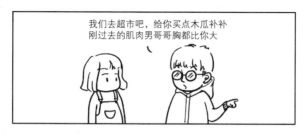

我们去超市吧，给你买点木瓜补补
刚过去的肌肉男哥哥胸都比你大

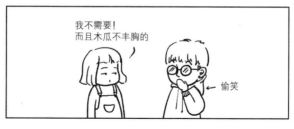

我不需要！
而且木瓜不丰胸的

偷笑

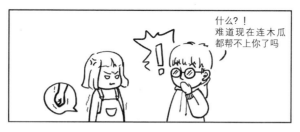

什么？！
难道现在连木瓜都帮不上你了吗

咩~

秋季

103

木瓜有什么营养？

在丰胸食物名单里，木瓜可能是名声最大的。都说木瓜可以丰胸，不过木瓜有什么营养呢？

作为一种水果，木瓜含有丰富的维生素，因为含有丰富的类胡萝卜素，所以呈黄色。

之所以说木瓜能够丰胸，理由是木瓜中的木瓜酶和维生素 A 能刺激雌激素分泌，有助丰胸，木瓜酶还可分解蛋白质，促进身体对蛋白质的吸收。但实际情况是，木瓜酶是一种蛋白质，而木瓜本身根本没有维生素 A。

当我们生吃木瓜时，同样是蛋白质的木瓜酶会被胃蛋白酶分解，根本不会有完整的、有活性的木瓜蛋白酶发挥作用。如果对木瓜进行了热加工，木瓜酶早就受热失去了活性。

而且，木瓜本身并不含有维生素 A，它所含的类胡萝卜素在人体内可以转化成维生素 A。不过，这个过程的转化率并不高。关键是，维生素 A 并不存在刺激雌激素分泌的作用，因此对于丰胸并无任何功效。总之，说吃木瓜能够丰胸，纯属无稽之谈。

为什么说用食物丰胸不靠谱？

乳房是由乳腺腺体、脂肪组织和结缔组织组成。乳腺体积约占乳房的 1/3。胸部大小主要由腺体组织和皮下脂肪组织的多少决定。

腺体组织，包括乳腺小叶和输入管，它的体积大小主要取决于先天遗传和激素（催产素、雌激素、孕激素）水平。妊娠期间乳腺增大即为这几种激素水平变化所致。正常饮食不含这些激素，不能影响乳房腺体组织的大小。

脂肪组织是最易于变化的部分。如果增加进食量，尤其是高脂肪、高糖类食物导致肥胖后，脂肪在胸部堆积，胸围会明显增加。但乳房高度，尤其是相对于胸壁的高度不会明显增加。恰好相反，由于乳房周围的胸部脂肪堆积更明显，乳房的高度被"埋没"，常常看起来乳房更小一些。我想这样也不是大家所希望的吧。

实际上，依靠吃某种食物或保健品来丰胸（增加乳房高度和体积）是不可能的。除非其中悄悄地添加了激素类药物。况且，如果吃食物或者保健品真的能丰胸，那为何还会有那么多人隆胸呢，吃不就行了吗？

所以，不要迷信任何一种丰胸食物，因为它根本就不存在。

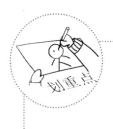

* 木瓜能丰胸的理论科学依据不合理。

* 靠饮食丰胸是不可能的，不要迷信丰胸食物了。

秋季

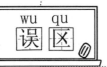

吃芹菜能降血压

走出时令饮食误区

目前我国高血压患者至少有2亿，每5个成年人中就有1个人患高血压。不同版本的高血压"食疗方"广为传播，芹菜就是其中之一。

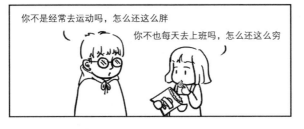

你不是经常去运动吗，怎么还这么胖

你不也每天去上班吗，怎么还这么穷

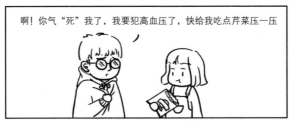

啊！你气"死"我了，我要犯高血压了，快给我吃点芹菜压一压

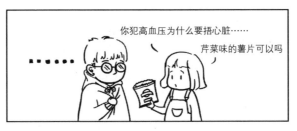

你犯高血压为什么要捂心脏……

芹菜味的薯片可以吗

咩~

芹菜有什么营养？

作为一种蔬菜，芹菜还算营养价值不错的。它富含钙、镁、钾等矿物质元素，而且，芹菜中富含膳食纤维，每 100 克芹菜中含有膳食纤维 1.2 克。

吃芹菜特别方便，基本上不用麻烦地择菜和清洗，劈成两半剁一剁就可以下锅了。也正因如此，很多人吃芹菜的时候会把芹菜叶子丢掉，直接吃芹菜茎，其实这种做法有点可惜，因为芹菜叶的营养价值比芹菜茎更高。

其实，芹菜叶比起芹菜茎，接触太阳光更多一些，合成的营养物质自然也比茎更多。芹菜叶子中烟酸、维生素 B_2、维生素 C 的含量都是茎的两倍多，矿物质镁的含量是茎的 3.2 倍。

所以，芹菜叶和芹菜茎其实都是好东西，都可以吃。

吃芹菜能降血压吗？

那么芹菜能降血压吗？科学家进行过大量的研究，结果发现芹菜中含有芹菜素，在动物实验中，科学家发现芹菜素能够舒张血管、降低血压。可惜的是，动物实验的结果未必能在人身上重复出来。而且芹菜素在芹菜中的含量很低，而动物实验中用的剂量都非常高，靠饮食很难吃出来，所以目前并没有吃芹菜能降血压的充分证据。

有的人说，芹菜含有丰富的膳食纤维和粗纤维，这两者对控制血压都是有好处的。的确，芹菜中膳食纤维还是很多的，从这个角度来说，芹菜降压就有道理了。但是，富含膳食纤维的食物有很多，很多果蔬都有，比如我们平时吃的菜豆、菠菜等，都富含膳食纤维，没有必要只选定芹菜。

总的来说，芹菜是一种不错的蔬菜，适当吃对健康是有好处的。但是，它毕竟是一种食物，任何单一食物都不太可能独自起到降压的效果，否则直接当药吃就行了。

预防高血压，芹菜应该怎么吃？

随着年纪的增长，血压的升高是正常现象。实际上，高血压的成因十分复杂，和饮食相关的因素包括肥胖、饮酒、高盐等，这些因素都会增加高血压的风险。

《中国高血压防治指南》指出，增加蔬菜、水果摄入量，有助于血压控制。因为果蔬中含有丰富的膳食纤维、钾、镁、叶酸、维生素C、多酚等物质，这些物质对于血压控制是有好处的。

所以，作为一种蔬菜，适当吃芹菜对于防治高血压是有好处的。

但是，高钠是高血压的一个危险因素。而芹菜中钠含量比较高，所以，高血压患者吃芹菜的话需要注意少放盐。

芹菜茎带有天然的淡淡的咸味。每100克芹菜茎大约相当于含有0.4克食盐。所以烧芹菜时要少放盐。吃芹菜的时候，最好也要注意减少其他食物中的盐，避免不小心吃进入太多钠。可惜的是，很多人在吃芹菜的时候也喜欢放盐，这种做法其实完全是错的。

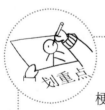

* 芹菜是一种不错的蔬菜，芹菜叶的营养比芹菜梗更高。

* 芹菜是一种蔬菜，并不是药物，指望它降血压就不靠谱了。

* 果蔬中含有丰富的膳食纤维、钾、镁、叶酸、维生素C、多酚等物质，这些物质对于血压控制是有好处的，所以，适当吃芹菜对于防治高血压是有益的。

* 芹菜中钠比较高，高血压患者食用时应注意少放盐。

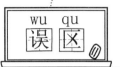

南瓜能降血糖

南瓜是一种好吃的蔬菜，清蒸南瓜、南瓜饼都是很多人的最爱。有人说南瓜营养价值高，还能降血糖。这是真的吗？

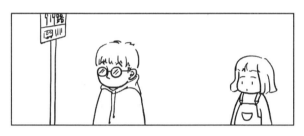

你怎么脸色这么黄，哪里不舒服吗

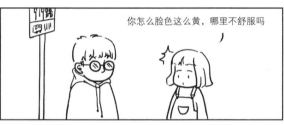

我妈不知道在哪看的，说南瓜里的维生素A多还能降血糖，我们家天天吃南瓜，吃一个月了……

呃……

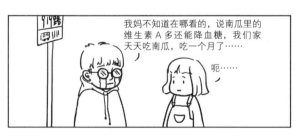

咩~ ……

秋季

南瓜的营养价值如何？

南瓜中最突出的营养优势就是胡萝卜素和维生素 A。南瓜的瓜瓤是橙红色的，这种颜色就来自于其中的胡萝卜素。

每 100 克南瓜的 β – 胡萝卜素含量约为 3000 多微克，维生素 A 含量约为 370 微克，这在果蔬中算含量相当丰富了。

胡萝卜素和维生素 A，在人体中有多种重要的功能。缺乏维生素 A，首要的表现就是晚上容易看不清东西，也就是我们常说的"夜盲症"。

不过，如果体内胡萝卜素太多，就可能会全身发黄哦！这时不用太惊慌，只要停止摄入胡萝卜素，过上一段时间，就会自己恢复了。

南瓜可以降血糖？

所谓"南瓜降糖"的说法，最早来自日本的一个"传说"。据说在 20 世纪 80 年代初，在对日本北海道一个几乎没有人得糖尿病的小村子进行调查后，日本的内分泌专家提出其可能原因之一是这里的居民都是以南瓜为主要食物。从此，南瓜和糖尿病产生了某种联系。

中国的很多商家也以此传说为"依据"，开发了很多产品，如南瓜粉、南瓜降糖茶、南瓜饼干等保健食品，以满足糖尿病患者的需要。南瓜真的能降血糖吗？

认为南瓜可以"降血糖"，最主要的原因是南瓜中含有膳食纤维和"南瓜多糖"，这两种成分可以帮助控制饭后血糖升高的速度，增加饱腹感。

的确，每 100 克南瓜中所含的糖类（碳水化合物）为 6 ~ 7 克，其中包括大量的淀粉和少量的蔗糖、果糖等可溶性糖，还有微量的多糖类膳食纤维。

在一些动物实验中，科学家发现南瓜多糖能刺激胰岛活性，提高胰岛素分泌，从而降低动物体内的血糖值。

但遗憾的是，南瓜的这种作用还没有在人体试验中得到证实。

需要注意的是，虽然南瓜多糖可能有降血糖的作用，但是南瓜中大量的淀粉和可溶性糖也是不容忽视的。特别是那些比较甜、比较面的老南瓜，其中的糖可不少，跟米粉、馒头都差不了多少。

比如，吃一块200克的老南瓜，就要少吃小半碗饭。所以，如果吃老南瓜，一定要注意减少米面等主食，不然就容易吃进去太多能量，很不利于血糖控制。

实际上，南瓜也是一种标准的高升糖指数（GI）食物，煮熟南瓜的升血糖指数高达75，与米饭和白面包相当。

当然，味道比较淡比较脆的嫩南瓜还是可以当做菜来吃。

总的来说，南瓜降血糖只是不切实际的传说。千万不能敞开肚皮吃南瓜，吃多了照样会升高血糖。南瓜中丰富的糖类可能导致肥胖；糖尿病患者更不能大吃特吃，否则病情很容易恶化。

如何健康吃南瓜？

作为一种蔬菜，南瓜的营养价值还是很不错的，所以它也可以作为我们日常饮食的一部分。南瓜虽然好吃，但是可不是所有人都能放开吃的，以下人群尤其得悠着点。

糖尿病患者千万不要毫不限制地吃南瓜，尤其是那种糖含量高的老南瓜，非常不利于血糖控制。糖尿病患者最好挑选含糖量少的嫩南瓜。

想要控制体重或者超重的肥胖人群，也不能敞开吃南瓜。最好把一部分主食换成南瓜，这样可以减少每天在主食中吃下去的能量，才能更好地控制体重。

至于体重过轻、营养不良的人，倒是可以把南瓜当蔬菜或饭后点心。

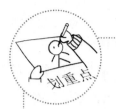

· 南瓜中 β – 胡萝卜素和维生素 A 的含量很丰富。

· 南瓜属于高升糖指数食物，不要轻信吃南瓜能降血糖。

· 吃南瓜时，最好将南瓜蒸着吃，而不要选择油炒、炖肉或者油炸的方式，这样会摄入过多的油脂，不利于血糖和体重的控制。

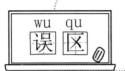

柠檬酸泡过的莲藕会致癌

柠檬酸真的能漂白藕吗？能放心吃藕吗？

秋季

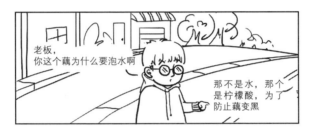

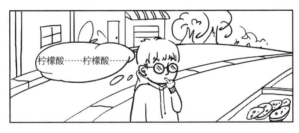

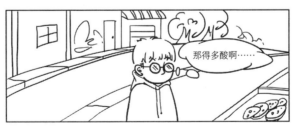

酶促褐变是果蔬变色祸首！

抗氧化物质大家可能都听过，其中最常见的就是多酚类物质。

很多植物性食物中都天然含有一些多酚类抗氧化物质，它们有很好的抗氧化作用，对健康有一定好处。不过，它们也很娇气，很容易变色。

比如果蔬中有多酚类抗氧化物质，还天然存在一种"多酚氧化酶"，当它们俩碰到，就会产生醌类物质，进而转化为黑色素和褐色素，结果就是果实从无色状态变成有颜色的状态，而且随着氧化，颜色从红变褐，从褐变黑。这就是"酶促褐变"。这是植物中天然的一种反应，并不会有害，对果蔬的营养价值影响也不大。

凡是蔬菜、水果和薯类食品，几乎不可避免要面临这个酶促褐变。

白白净净的藕不耐储存和运输，经过挤压、磕碰，放时间长了就会缓慢变色。大家平时在切土豆、切苹果、切藕等果蔬的时候，也会发现，切好后放一段时间果蔬颜色就变黑了，这也是酶促褐变的作用。

也就是说，只要果蔬完整的细胞被破坏了，酚酶和多酚类物质就相会了，一场势不可挡的褐变反应就是必然了。

柠檬酸能防止"酶促褐变"，让果蔬不变黑！

而柠檬酸恰好能抑制酶促褐变的发生，起到"美白"的效果。

柠檬酸是一种弱有机酸，在很多水果和蔬菜中都天然存在，如柠檬、柑橘、菠萝等果实。柠檬酸可以通过抑制多酚氧化酶的活性，防止食品褐变。

多酚氧化酶喜欢接近中性的 pH 值，而柠檬酸是一种酸性物质，用柠檬酸泡可以降低 pH 值，让多酚氧化酶不适应，不能很好地发挥作用。

而且，柠檬酸对铁、铜等金属离子有很强的吸引力，而多酚氧化酶离开这些金属离子就无法发挥作用了，这样就可以防止酶促褐变的发生，起到美白的效果。

这一点，柠檬酸的作用跟防晒霜有点像，它主要是让白的不变黑，并不能让黑的变白。

柠檬酸能用来泡莲藕吗？

柠檬酸有工业级和食品级之分。食品级柠檬酸是一种常用的食品添加剂，主要是作为酸度调节剂、防腐剂等使用。

在我国使用标准中，柠檬酸可以做加工助剂用于几乎各类食品中，使用量按生产需要量适量添加，并没有严格的限量规定。联合国粮农组织和世界卫生组织、美国、欧盟等也都允许柠檬酸用于食品加工中。

不过，在添加剂标准的表 A3 规定了"按生产需要适量使用的食品添加剂所例外的食品类别"中就包括了新鲜蔬菜，而我们在市场上买的莲藕就属于新鲜的蔬菜。也就说是，柠檬酸作为食品添加剂是不能用在新鲜莲藕中的。

但是，在果蔬保鲜中，柠檬酸可以作为一种化学保鲜剂用于果蔬中，主要就是用来防止酶促褐变。

总的来说，我倾向于认为，商家用柠檬酸泡莲藕这种行为其实是可以的。

柠檬酸泡莲藕，有危害吗？

网上流传的视频中称，柠檬酸是工业产品，含有重金属铅、砷，吃了会对消化系统产生腐蚀和刺激，增加低钙血症和十二指肠癌风险。柠檬酸真的有这么大危害吗？

其实，柠檬酸的安全性还是比较好的，说它对消化系统有腐蚀性、导致癌症等风险都夸大了柠檬酸的危害。

从目前国际和国内的科学评估结果来看，柠檬酸在食品中应用的安全性是比较高的。世界卫生组织评估后认为，不需要设定每日适宜摄入量限量；FDA 对其安全评价为 GRAS(即一般认为安全)。

况且，柠檬酸的酸味比较明显，再加上过低的 pH 值不利于果蔬保存，用多了也不行，所以一般来说也不会多用。

而且，人体中天然就有柠檬酸。在生物体内，有一个三羧酸循环（又叫柠檬酸循环），柠檬酸就是这个循环的重要中间产物，几乎在所有生物的代谢中都有很重要的作用，如果柠檬酸会增加低钙血症和十二指肠癌风险，岂不是人体自己在折磨自己？

柠檬酸易溶于水中，只要买回家用水冲洗一下藕就基本不会有柠檬酸的残留了。所以，大家也不用太担心吃了用柠檬酸泡的藕会对人体产生危害。

使用工业级柠檬酸或者用柠檬酸处理果蔬来以次充好，均是违规。用工业级柠檬酸的行为更是违法行为，如果里面含的杂质和重金属过多，可能对人体有害，对这种违规行为应该零容忍。

不过，这并不表示吃了这样的莲藕就一定有危害。

一般来说，即使商贩违规使用了工业级柠檬酸处理藕，藕上残留的量也不足以对人有害，如果担心买到了违规使用工业级柠檬酸处理过的藕，拿回家注意清洗干净便是。

很多黑心商户、黑作坊用柠檬酸漂白藕主要是为了以次充好，将那些已经破损、放了比较久的藕变得好看点卖出去，而且，为了让漂白效果更好，还可能使用双氧水、亚硫酸盐等漂白剂，这就属于违规行为了。

总的来说，柠檬酸的安全性还是很好的，用它泡藕主要是为了延缓运输和储存过程中的酶促褐变。但是，不法商家用它泡藕以次充好是违规的，应该受到处罚和打击。

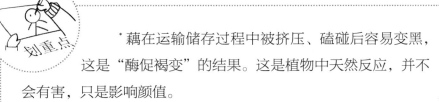

　　·藕在运输储存过程中被挤压、磕碰后容易变黑，这是"酶促褐变"的结果。这是植物中天然反应，并不会有害，只是影响颜值。

　　·柠檬酸泡莲藕是为了防止"酶促褐变"，让果蔬不变黑。这是果蔬保鲜中常用的做法，柠檬酸可以作为化学保鲜剂使用，以防止酶促褐变。

　　·柠檬酸也是人体代谢反应的重要产物，人体每时每刻都在自我产生。

　　·部分商贩使用工业级柠檬酸，或者用柠檬酸处理果蔬来以次充好，均是违规行为，应该加强打击。

秋季

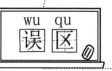

孕妇不能吃大闸蟹

有很多人说大闸蟹性寒，女生最好不要吃，孕妇更是不能吃；还有人说，大闸蟹是容易被寄生虫和重金属污染……我们真的要放弃这道美味吗？

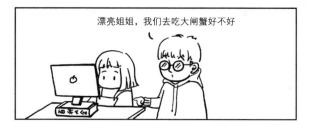

漂亮姐姐，我们去吃大闸蟹好不好

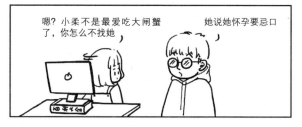

嗯？小柔不是最爱吃大闸蟹了，你怎么不找她

她说她怀孕要忌口

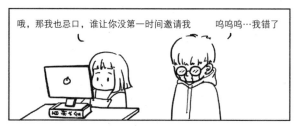

哦，那我也忌口，谁让你没第一时间邀请我

呜呜呜…我错了

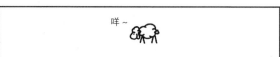

咩~

大闸蟹是大寒食物，不能吃？

不光是大闸蟹，经常会有人拿着某一种食物说听说它是寒性的，吃了不好，这是真的吗？

其实，在现代营养学里，并没有寒性食物、温性食物或者热性食物的说法。食物对人体的益处，从营养学的角度，主要看的是营养成分组成。每一种营养成分都会发挥不一样的作用。

大闸蟹也一样，它的肉和蟹黄蟹膏都有各自的营养特点，对于人体也有不一样的营养价值。并不存在大寒食物这种说法，可以放心吃。

大闸蟹导致流产，孕妇不能吃？

孕妇真的不能吃大闸蟹吗？吃大闸蟹会流产这种说法其实并不可信。螃蟹并不属于高汞的水产品，大闸蟹的蟹肉含有丰富的优质蛋白质，蟹黄蟹膏有丰富的多不饱和脂肪酸，都是有益健康的。只要完全煮熟，大闸蟹也是营养丰富又安全的，完全可以放心吃。

所以，孕期也能吃螃蟹，但吃的时候需要特别注意：如果你没怀孕时吃大闸蟹就容易肚子疼、拉肚子，很可能是过敏或者肠易激综合征，那么就建议孕期还是不吃为妙。吃大闸蟹的时候一定要加热彻底再吃，避免寄生虫感染。大闸蟹虽然好吃，但也不要一次吃太多。

大闸蟹重金属超标，不能吃？

大闸蟹重金属超标这个说法由来已久，甚至还有报道称外国人不吃大闸蟹，就是因为大闸蟹重金属超标。但这个其实并没有根据。

确实，大闸蟹的生活习性可能会使其富集一些重金属。

大闸蟹喜欢生活在水底或者一些洞穴里面，主要靠吃水底和洞穴附近

秋季

的各种水草，也会吃各种昆虫的幼虫、蜗牛、贝类、小鱼以及腐肉，是一种典型的杂食动物。

大闸蟹有没有受污染，还是要看它生活的水质和土壤有没有被污染。目前我国大闸蟹生活的环境还比较让人放心，并不存在严重的重金属污染问题。苏州大学曾对苏州附近的阳澄湖和太湖水质进行重金属铅污染的检测，结果发现这两个湖的水质和土壤都挺好，属于清洁水平，并没有受到重金属污染。

但是，有一些水域的大闸蟹需要谨慎食用。如果大闸蟹生活的水域附近有一些化工工厂每天排放大量各种污染物，这些水域里的大闸蟹就可能有重金属超标的危险。

因此，建议大家不要自行捕捞食用，更不要去一些不洁净的水域捕捞，还是从正规途径购买比较放心。

大闸蟹容易被寄生虫污染？

大闸蟹的确可能被寄生虫污染。但是，这并非大闸蟹独有的问题。很多水产，比如螺丝、贝类、鱼类，甚至牛蛙都可能携带寄生虫。大闸蟹携带寄生虫的能力并不比其他水产兄弟们更强。

而且，大闸蟹并不喜欢生活在脏水里，它只不过生存能力比较强一些，在一些看上去比较脏的水里能存活。不过，它们在水质干净的水域，生长发育会更好。

寄生虫虽然可怕，但是解决办法很简单。只要食用时注意防止交叉污染、彻底烧熟，基本就不用太担心了。

一吃螃蟹就拉肚子，不能吃？

很多人说自己吃点螃蟹、喝点小酒就会拉肚子。这是怎么回事呢？
其实，这也不能全怪大闸蟹。

像大闸蟹这类水产品中，比较容易携带各种致病菌。如果加热不彻底，细菌不能被完全杀死，很可能会发生急性肠胃炎，造成腹泻。

只要不是非常严重的上吐下泻，一般吃几顿清粥小菜等容易消化的东西，让肠胃休息休息，症状就会缓解的。

再者，现在很多人都有"肠易激综合征"，肠子比较娇气，稍一受刺激就容易拉肚子。螃蟹中的蛋白质、脂肪还有胆固醇的含量比较高，与我们日常饮食中的营养比例可能不太一样。而且，吃螃蟹时很多人不仅开怀大吃，还喜欢喝点酒，对胃肠道的刺激也不小。所以很多人吃过螃蟹之后会拉肚子。

痛风患者不能吃大闸蟹？

经常有人说，患有痛风或尿酸升高的人不能吃海鲜等水产品，大闸蟹也不能吃。

其实，大闸蟹还是可以吃的！水产品确实会影响身体里的嘌呤代谢，但是不同海鲜的嘌呤含量有差异。

大闸蟹并不算高嘌呤食物，它属于中嘌呤的海鲜，每 100 克螃蟹的嘌呤含量是 82 毫克。

西红柿和螃蟹一起会产生砒霜，不能吃？

这个疑问的理由是：西红柿等蔬菜水果含维生素 C，会使五价砷还原成三价砷，也就是常说的砒霜，吃了会死人。

其实，认为大闸蟹不能和含维生素 C 的食品一起吃，归根到底是担心水产品的砷污染问题。

理论上，五价砷的确会被维生素 C 还原成三价砷。但我们的胃并不是简单的化学反应堆，吃进去的食物也不会产生足够致命的砒霜。

根据我国国家标准，虾蟹类无机砷的上限是 0.5 毫克 / 千克鲜重。对于健康的成年人来说，砒霜的经口致死量为 100 ~ 300 毫克。按 100 毫克砒霜来算，其中含有的砷元素为 75 毫克。即使你吃的全都是污染较重的，达到无机砷含量上限的螃蟹，也需要吃下整整 150 千克的大闸蟹，才可能被毒死。这个量一般人几乎是吃不到的。说大闸蟹不能与西红柿一起吃的，完全是用低级的化学知识来吓唬人的把戏。

当然，螃蟹容易引起过敏和不耐受。如果你吃大闸蟹后有不适反应，也很可能是不耐受或者过敏，那就少吃或不吃。但这不意味着每个人吃螃蟹时都不能吃蔬菜和水果。

总的来说，吃大闸蟹其实并没有太多奇怪的禁忌，正常人只要吃的时候注意做熟透、保证卫生，基本上不会有什么安全问题。如果吃了感觉不舒服，你就得考虑是不是哪个卫生环境出了问题，是不是没有加热熟透？是不是生熟处理的时候没有注意清洁器具和手？

当然，健康的饮食是建立在平衡营养的基础上。这就需要我们尽量做到：大闸蟹好吃，也尽量不要多吃。美味，也要细水长流。

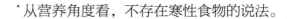

从营养角度看，不存在寒性食物的说法。

孕期可以适量吃螃蟹，但需注意卫生问题，如有不适症状还是不吃为妙。

建议不要自行捕捞大闸蟹食用，从正规途径购买更有安全保障。

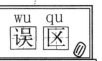

中秋节吃无糖月饼、保健月饼更健康

中秋佳节前夕，众多月饼上市，很多商家推出了无糖月饼、保健月饼等，这些"健康月饼"是不是真的更健康呢？

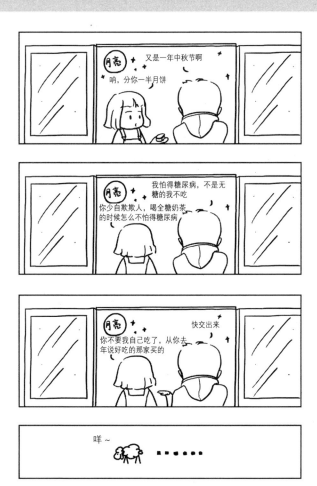

秋季

123

无糖月饼更健康？

"无糖月饼"近几年颇为流行，它自称没有糖，不会升高血糖，是糖尿病患者的福音。这是真的吗？

其实，"无糖月饼"只是没有蔗糖，从技术角度，它其实是一种不合格的声称，它也会升高血糖，糖尿病患者也是不能多吃的。糖其实是碳水化合物的俗称，碳水化合物除了我们平时吃的蔗糖，还包括淀粉、面粉等多糖。

我国营养标签标准规定，一种食品如果要声称"无糖"，要求满足固体或液体食品中每100克或100毫升的含糖量不高于0.5克（指碳水化合物）。月饼主要由面粉制成，即使里面不添加蔗糖，它本身的主要成分就是淀粉等碳水化合物，已经难以达到无糖食品的国家标准。由此可见，"无糖月饼"并非真正意义上的"无糖"。

其实，商家宣称无糖大多只是没有使用蔗糖，而是用的甜味剂，如木糖醇等，并不能因此就说一点糖分没有。月饼里的莲子、豆类、果仁里的淀粉，以及水果中的糖分，月饼外皮中的面粉，都可以转化为葡萄糖，引起血糖升高。

糖尿病患者可以放心吃无糖月饼吗？

对糖尿病患者及高血糖人士来说，依然需要限制食用量，不妨吃月饼的时候都把月饼切成四分之一甚至八分之一的小块，每次吃一小块，这样既可以品尝到多种口味，也不用担心血糖升高太快。

而且，虽然无糖月饼没有添加蔗糖，其中仍然含有油脂，属于高脂、高能量食品，也不宜大量食用。

"保健"月饼，并不保健！

还有很多商家声称自己的月饼中使用了燕窝、鱼翅、鲍鱼等山珍海味，自称有保健作用。但这些月饼可能存在以下问题。

1. 不会更有营养

鲍鱼、鱼翅、燕窝等虽然是美味、高价的食品，但并不比其他普通食物更有营养。它们所谓的健康功能，也都没有足够的科学证据，大多只是营销的手段。更何况月饼中，鲍鱼、鱼翅、燕窝等只是少量添加罢了，能发挥的作用实在有限。即使真有所谓的保健作用，那得吃多少月饼才能起到作用呀？

2. 有污染风险

如果鲍鱼、鱼翅、燕窝处理不净，月饼保存不当，就会有比较大的安全风险。另外，加入鲍鱼、鱼翅等动物性原料的月饼，会更容易滋生细菌，也会增加安全风险。

3. 盐分较高

为了配合食材的风味，这些咸味月饼可能都会添加盐。对于高血压患者来说，过量食用这些"保健"月饼，很容易造成盐分摄入超过健康推荐量。

五仁月饼是不错的选择！

五仁月饼，是用五种坚果仁做的月饼，主要是核桃仁、杏仁、橄榄仁、瓜子仁、芝麻仁。网上吵吵闹闹地"黑"过一阵子五仁月饼，说五仁月饼味道不好，很多人都不喜欢。不过，其实对于中老年朋友和有慢性病的朋友来说，五仁月饼算相对比较健康的选择。

秋季

五仁月饼中的坚果，含有优质的不饱和脂肪酸，而且这些果仁还能降低月饼的餐后血糖反应。适量吃，是有好处的。

自制月饼，不要瞎买！

随着微商的兴起，自制月饼在朋友圈备受追捧，自称无添加、不含防腐剂。

其实，很多自制月饼并不一定是专业糕点师做的，很多人只是兼职或者烘焙糕点的爱好者，只是为了赚点外快。做的月饼并不一定有多好，更多时候只是自卖自夸。

自制月饼宣称的"无添加"只是噱头，因为很多原材料本身就是添加剂成分，如淀粉可以做增稠剂。只要我们能保证使用的添加剂合理，完全不用担心有安全问题。

事实上，如果一味不用添加剂，月饼的质量也很难保证。如果没有合理使用防腐剂，月饼可能放几天就坏了，你还敢吃吗？

需要提醒的是，朋友圈的自制月饼大多都是依靠朋友之间的信任进行销售，但是这种信任并不是食品安全的保障，反而会为食品安全埋下隐患。现在很多微商鱼龙混杂，也没有卫生许可证，做的东西实在是难以让人放心，如果出了问题也很难追究。建议大家还是不要盲目购买朋友圈的自制月饼了。

划重点

适宜不同人的健康吃法

月饼的最大问题，在于糖和脂肪含量较高，能量也很高。不过，如果一年只吃这一次，不拿月饼当饭吃，适当地吃，也是无可厚非的。

·要控制血糖和能量摄入的，分小块吃。不妨把月饼切成四分之一甚至八分之一的小块，每次吃一小块。尽量买小个的，比如单重 50 克或更小的迷你月饼。

·高血压、高尿酸的，不吃咸味月饼。含有海鲜、水产品的月饼，虽然原料添加量不明确，但是，口味是咸的，含盐量也不低。痛风、高尿酸、高血压的朋友们，还是尽量少吃或不吃。

·减少正餐的主食，增加活动。如果已经吃了或者打算多吃月饼，在正餐的时候要减少主食摄入。

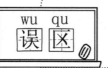

白果有毒不能吃

十一月中下旬正是赏银杏的好时节，除了赏银杏的人，还总能看到有些人拎着袋子在树下捡白果，白果吃不对，可能会中毒的。

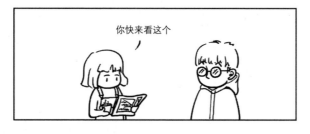

你快来看这个

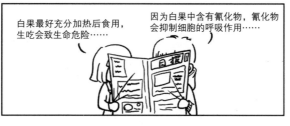

白果最好充分加热后食用，生吃会致生命危险……

因为白果中含有氰化物，氰化物会抑制细胞的呼吸作用……

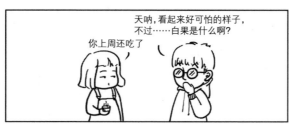

天呐，看起来好可怕的样子，不过……白果是什么啊？

你上周还吃了

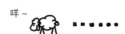

咩~

白果的营养并不神奇！

白果其实就是银杏的种仁，也叫鸭脚子、灵眼、佛指柑、银杏果。很多人之所以会在路上捡白果吃，主要原因是认为白果的营养价值高。民间流传，白果是营养丰富的高级滋补品，经常吃白果能美容抗衰老、预防心血管疾病。

1. 对心血管疾病有利

从营养分析来看，白果属于一种坚果，含有比较丰富的维生素、矿物质，还含有丰富的多不饱和脂肪酸，的确是一种不错的坚果类食品。科学家也发现，适当吃坚果有利于心血管健康，所以，白果算是一种健康的食品。

2. 没有美容、抗衰老作用

至于说白果美容抗衰老，就完全是不靠谱了。白果中的确含有丰富的植物抗氧化物质，但是它们对于美容和抗衰老并没有什么妙用，而且，抗氧化物质多吃了也没有好处。况且，我们日常生活中，很多蔬菜水果都含有抗氧化物质，白果也不见得有什么抗氧化优势。

总的来说，白果算是一种健康的坚果食品，但是它并没有什么神奇的健康功效。

白果虽好，但也要当心中毒！

白果不仅没有神奇的健康功效，从安全分析来看，它还隐藏着巨大的风险，一不小心就会吃出问题，最好不要随便吃。因为它体内潜伏着可能使人中毒的剧毒物质——氰化物。

氰化物的毒性到底有多强呢？可以说氰化物的毒性跟砒霜相比有过之而无不及。氰化物会抑制细胞的呼吸作用，因而对人类和动物有害。人一旦中毒，就可能出现急性中毒的症状，包括呕吐、恶心、头痛、头昏眼花、心搏徐缓、抽搐、呼吸衰竭，最终可导致死亡。

而白果中就可能有氰化物存在。一般来说，白果等植物中的氰化物通常是以氰苷形式存在的，如果大量食用就有可能中毒。实际上，氰化物并非白果独有。不仅白果，很多蔷薇科植物的种子里都含有氰苷，比如桃、樱桃、沙果、梨、李子、枇杷等核仁中。

食用白果需谨慎！

白果中可能有氰化物，吃的时候一定要谨慎。好消息是，氰苷本身是无毒的，只有当植物细胞结构被破坏时，细胞内的 β-葡萄糖苷酶才能水解氰苷生成有毒的氢氰酸，引起人类的急性中毒。而且，氰苷很怕热，一旦碰到高温就会被破坏，彻底加热是去除氰苷最有效的方式。研究发现，煮沸可以除去90%以上的氰苷。

因此，国际上吃白果的通用做法是——不要生吃，而是充分加热后再吃。白果生吃会有一股苦杏仁味，尝起来味道还很涩，并不好吃。所以，防止吃白果中毒，首先就要做到不要生吃，更不要因为迷信它的营养而盲目捡回家吃。如果实在要吃，也需要谨慎处理，食用前充分加热。加热处理后的白果，不仅味道更好，也更安全放心。

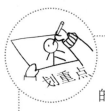

* 白果是一种坚果食品，但营养成分并没有神奇的功效。

* 白果中可能有氰化物，大量食用可能会中毒。

* 白果不能生吃，食用前充分加热，可彻底去除氰苷，从而避免生成有毒的氢氰酸。

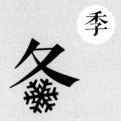

饮食误区

冬季

冬季养肾吃腰子

白萝卜有解药性，不能与药物同吃

西兰花是抗癌高手

紫薯比红薯更有营养

反季水果不要吃

久煮的火锅汤会致癌

冬季喝汤能大补

腊八蒜能抗癌、降血脂、软化血管

吃红枣能补血

寒冬温补多吃羊肉

冬季进补吃点阿胶膏

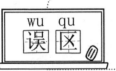

冬季养肾吃腰子

冬天天气越来越冷，很多人说要补肾才能更好地抵御严寒。吃腰子真的能养肾壮阳吗？

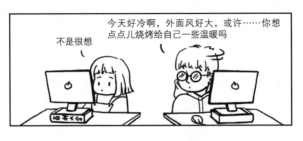

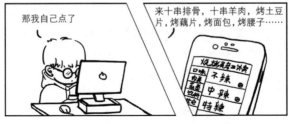

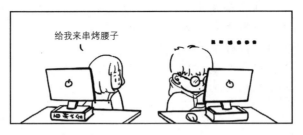

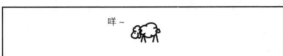

腰子有什么营养，真的能养肾吗？

腰子其实就是动物的肾脏，火爆腰花、炝炒腰花、黑木耳拌腰花……都是人们喜爱的美食。腰子会成为养肾食品、"壮阳食品"首选，主要还是受我国"以形补形"观念的影响。

实际上，所谓的"以形补形"都只是简单的类比和推论，大多都是牵强附会，并没有什么充足的科学证据，更别指望能"壮阳"了。

动物腰子主要提供的营养是蛋白质和脂肪，这两种营养并不能治"肾亏"，也不能缓解"肾虚"。而且这类食物大多含有很多饱和脂肪，多吃对养肾并没有什么好的帮助。腰子的嘌呤含量也很高，如果经常吃很多还会导致体内的废物蓄积，再加上较难排出体外，会进一步增加人体肾脏的压力。尤其对于高血脂、高尿酸、高血压男性来说，想当然地听信吃腰子养肾，很可能没肾病的补出肾病，有肾病的还会加重！

腰子、牛羊宝之类的食物，相比其他脏器雄性激素含量更多。但是，经口食入后经过胃液消化，这些激素基本都被破坏了，剩不下啥，"壮阳"作用也就无从谈起了。

吃腰子养肾？小心中毒！

腰子等动物内脏虽然好吃，但是由于肾脏是重要的代谢器官，它往往更容易富集更多的有害物质，尤其是重金属，食用需谨慎。

大量研究发现，猪、牛、羊的肝、肾脏等，均有不同含量的重金属镉，人们在食补的同时把镉也吃进肚子里了。

作为一种重金属，镉对人体组织和器官的危害是多方面的，主要是对肾脏、肝脏和生殖功能的危害。所以不要相信所谓的"吃腰子能补肾"啦，小心补肾不成，反而伤身。

冬季

强身健体、均衡饮食才能养肾！

在饮食方面，应该尽量做到营养均衡。研究发现，均衡的饮食能够提升人们的健康状态，也能更好地养肾、助性。

因此，男性平时应该尽量做到饮食均衡，不用刻意吃太多养肾食物、"壮阳食物"，更不要成天酒肉、大吃大喝，尤其不要大量喝酒。大量研究表明，酒精和吸烟能增加男性勃起障碍的风险，大扫"性"致。

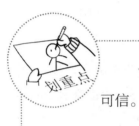

* "以形补形"来补肾的说法没有科学依据，不可信。

* 动物肾脏可能富集重金属，食用时需谨慎。

* 营养均衡、坚持锻炼才能保持身体的健康状态。

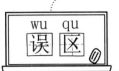
白萝卜有解药性，
不能与药物同吃

喝中药时不能吃萝卜，会解药；胡萝卜和白萝卜不能同吃，破坏营养……吃萝卜有这么多禁忌吗？

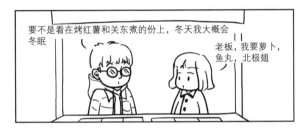

要不是看在烤红薯和关东煮的份上，冬天我大概会冬眠

老板，我要萝卜，鱼丸，北极翅

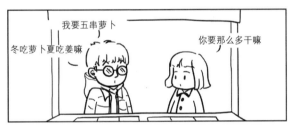

我要五串萝卜

冬吃萝卜夏吃姜嘛

你要那么多干嘛

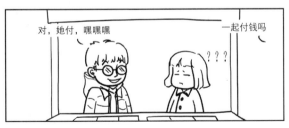

对，她付，嘿嘿嘿

一起付钱吗

？？？

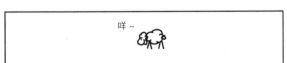

咩～

冬·季

135

中国自古就有"冬天吃萝卜，不用医生开药方"的说法，很多人都认为冬天吃萝卜很健康。

为了健康吃萝卜，民间总结了很多关于吃萝卜的禁忌：吃萝卜后半小时内，最好不要再食用其他食物；萝卜不能与橘子、苹果、葡萄等酸性水果一起吃；萝卜与木耳同食，有可能会诱发皮炎；吃白萝卜会解药……这让喜欢吃萝卜的人们忧心忡忡。

这些说法到底靠不靠谱？吃个萝卜真的有这么多禁忌吗？到底怎么吃萝卜才更健康呢？

白萝卜有解药性，不能跟药物同吃？

有说法称，白萝卜最容易解药，因为白萝卜中含有某种成分，使药的药理作用减弱，或使其在人体中的血药浓度降低。这是一种典型的"莫须有"式谣言。

某种成分？到底是什么，完全没有说清楚，也无法解释。的确有一些食物不能与某些药物一起吃，比如美国食品药品管理局（FDA）曾发过一篇给公众的提示，告诉大家酒精不能与头孢类药物一起服用，西柚不能与一些降血压、降胆固醇等药物一起服用。

但 FDA 的推荐会具体的食物和药物搭配禁忌，而不是给出一个模棱两可的建议。

白萝卜和胡萝卜不可同食？

有流传说，由于胡萝卜中含有一种叫抗坏血酸的分解酵素，会分解掉白萝卜中的维生素 C，使其营养大打折扣。这种说法看上去特别有板有眼，实际上是对营养和食品科学的一知半解。

"抗坏血酸的分解酵素"其实就是抗坏血酸氧化酶，这种物质在所有植物体内都存在，不光胡萝卜，白萝卜体内也有。而且，这种酶在植物体内代谢中有很多好处，它会影响植物的生长和抗衰老，还影响植物果实的成熟。

维生素 C 本身就是一种很容易被氧化破坏的营养成分，就算没有胡萝卜、白萝卜切开、烹调过程中碰到光、氧气、加热等维生素 C 都会被破坏损失。搭配胡萝卜，相当于又增加了胡萝卜中的维生素 C，营养怎么会大打折扣呢？

萝卜与木耳同食会诱发皮炎？

这是一种典型的食物相克说法。其实，在营养学界，大家的主流意见是并不存在"食物相克"。

科学家也曾对常见的"食物相克"配伍进行验证，结果无一成立。所谓"相克"，多是因为不洁饮食以及极少数的特殊过敏反应所致，一般公众在生活中无需顾忌。

以萝卜和木耳同食会导致皮炎为例，之所以会出现这种说法，可能是极少数人的一种特殊过敏反应。例如，古时候有人吃了萝卜和木耳后出现了皮炎，这与食物本身的性质没有直接关系，极有可能只是这个人身体代谢导致的过敏性反应。当古人不了解机体特异性过敏反应时，就用"食物相克"的说法来解释，这种说法也就通过代代相传而流传下来了。

吃萝卜后半小时不能吃其他东西？

有说法称，吃萝卜后半小时内，最好不要再食用其他食物，以防萝卜中有益于人体的成分被稀释。其实，这个说法完全毫无依据。是不是吃饭的时候也不能喝酒了？这样稀释得更严重呢！

营养物质在体内的吸收跟浓度的关系不大。要知道，人体内还有胃液等消化液呢。实际上，人们吃进去的营养物质都要被消化液溶解在液体里，再逐一被人体消化吸收掉。也就是说，所有的营养物质在体内，都会被稀释溶解在液体中才能被人体消化吸收和利用。

白萝卜不能与酸性水果同吃？

还有说法称白萝卜不能与苹果、橘子等酸性水果同吃。如果同时食用大量的橘子、苹果、葡萄等，水果中的类黄酮物质在肠道经细菌分解后会转化为抑制甲状腺作用的硫氰酸，进而诱发甲状腺肿大。

这其实是对食品化学的一知半解。

首先，并不存在酸性水果这种说法。如果按照食物的酸碱性划分的话，所有的水果蔬菜等植物性食物都属于碱性食物。

其次，我们身边的许多植物，尤其是十字花科类植物（常吃的花椰菜等），它们都含有大量的硫代葡萄糖苷，在植物组织遭破坏后（比如切开、捣碎、咬碎），硫代葡萄糖苷可被葡萄糖硫苷酶水解产生硫氰酸盐。萝卜也是十字花科的蔬菜，它本身就含有硫氰酸盐。而且，萝卜中的这点硫氰酸盐不会对人体健康产生危害。

所以，萝卜中是否有硫氰酸与有没有吃水果根本没有关系，与是否切开或者咬碎倒是有很大关系。

萝卜只是冬天里一种比较耐寒的蔬菜，尤其是在几十年前，它是非常重要的冬季时令蔬菜。不过，现在食品技术如此发达，在冬天我们也能吃到各式各样的蔬菜水果，萝卜只不过是普通蔬菜中的一员了。大家应该做的是，按照我国膳食宝塔的推荐，均衡饮食，食物多样化，萝卜青菜换着吃，就是健康的基本原则。吃萝卜也不用担心太多不靠谱的禁忌。

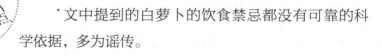

· 文中提到的白萝卜的饮食禁忌都没有可靠的科学依据，多为谣传。

· 多样化饮食，均衡营养，才是正解。

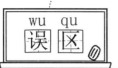

西兰花是抗癌高手

有人说，西兰花是"蔬菜皇冠"，能帮助人体排除体内毒素，还能抗癌，是"抗癌特种兵"，西兰花何时具备了如此神奇的本领呢？

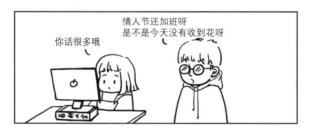

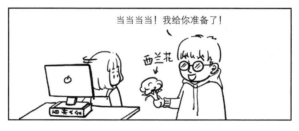

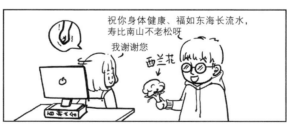

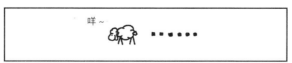

冬季

"蔬菜皇冠"是西兰花不可承受之重！

西兰花在很多地方又名绿菜花、青花菜、嫩茎花椰菜等，它是十字花科芸薹属甘蓝种的一个变种。说到这里，可能很多人会问，什么是十字花科蔬菜呢？

十字花科听起来可能比较复杂，但如果我告诉你，我们常吃的花菜、大白菜、萝卜、卷心菜、芥蓝等都是十字花科这个家族的，你大概就不会觉得陌生了吧。

印象中基本每次去餐馆，服务员都会给我"安利"的健康蔬菜就是——西兰花。有人说，西兰花营养丰富，各种营养成分均位居同类蔬菜之首，因此被誉为"蔬菜皇冠"。比如，经常会举例说西兰花含维生素 C 很多，能增强肝脏的解毒能力，提高机体免疫力。

实际上，翻开《中国食物成分表》你会看到，每 100 克西兰花所含的维生素 C 大约是 51 毫克，这个含量在常见蔬菜中的确属于上等，但是，这并不意味着西兰花中的维生素 C 含量就能称霸蔬菜界了。实际上，我们常吃的很多蔬菜中维生素 C 含量都比它高，比如，豌豆苗、甜椒、青椒、紫菜薹、油菜薹等。说它是"蔬菜皇冠"完全是自己既当教练又当裁判，这皇冠戴得恐怕并不踏实。

而且，就算你想获得维生素 C，西兰花也并不是唯一的选择，很多蔬菜和水果中都有哦。你完全可以多吃点各式各样的蔬菜水果，既能获得想要的维生素 C，还有助于食物多样化和营养均衡。

西兰花中的含硫物质并非灵丹妙药！

西兰花中的含硫物质是什么？真的能抗癌吗？被提到最多的应该是西兰花中的萝卜硫素，说它有提高致癌物排毒酶活性的作用，并帮助癌变细胞修复为正常细胞，尤其对直肠癌、乳腺癌等有预防作用，是抗癌效果最佳的蔬菜。

其实，西兰花中的确具有丰富的含硫物质，也正是这些含硫物质使得西兰花有一种独特的气味，很多人还并不一定喜欢。西兰花中的含硫物质主要是硫代葡萄糖苷分解而来的。硫代葡萄糖苷，也称芥子油苷，或简称硫苷，这是一类由氨基酸合成的巯基糖苷类次生代谢产物，在西兰花等十字花科蔬菜中普遍存在。

芥子油苷是一个庞大的家族，目前已在多种植物中发现了100多种芥子油苷。完整的芥子油苷几乎没有什么生物活性，也很稳定，但植物因收割、加工、咀嚼等或植物水解而发生细胞破碎时，就会释放一种酶——黑芥子酶，芥子油苷与黑芥子酶接触就会发生反应产生异硫氰酸盐、硫氰酸盐和腈等活性物质。

硫苷和异硫氰酸盐具有特殊的气味，很多人并不喜欢这种气味。但对植物自身来说，这种气味却有着不一样的意义，可以保护它们。硫苷会对动物有拒食作用，且有苦味，能够抵御昆虫、食草动物及病原微生物的侵害。

不过，正常的时候，芥子油苷通常储存于植物细胞的液泡内，而黑芥子酶则储存于细胞质中，二者互不打扰。

在一些动物实验和体外细胞实验中，人们发现这些含硫物质能抑制细菌和癌细胞生长。科学家也进行了大量人体研究，从目前的结果来看，西兰花的含硫物质并非灵丹妙药，要想它能发挥健康作用也只是美好的设想。

首先，西兰花中芥子油苷含量其实很低，总硫苷含量一般只有 1 ～ 4 毫摩尔 / 克，而动物实验中使用量一般都很高，正常饮食很难达到。

其次，芥子油苷要发挥作用必须有黑芥子酶的作用。由于含硫物质的特殊气味，十字花科蔬菜一般很少生吃，通常都要烹调煮熟，而在食物烹饪过程中，一方面高温会使植物中的黑芥子酶失活，另一方面高温也会使芥子油苷分解为不同的产物，并不都是人们需要的有利物质。即使生吃，蔬菜中的黑芥子酶在进入体内时也基本失活。

所以，芥子油苷能够发挥的作用实在很有限，我们还不能抱有太大希望。

西兰花的健康功效只是传说！

有人可能会说，吃西兰花的时候总会吃进去一些有益的物质吧。实际上，基于人群的膳食调查研究告诉我们，西兰花并不会有什么特殊的健康功效。

科学家围绕西兰花等十字花科植物进行了研究。目前的确有一些研究发现，十字花科蔬菜有助于预防癌症，但有些研究却并没有发现有益的结果。而且，这些研究都很初步，距离"确实有效"还很遥远。

美国国家癌症研究院（NCI）综合评估认为，目前虽然有些研究显示蔬菜有利于降低某些癌症及慢性病的发生率，但是，很难明确十字花科蔬菜究竟对人体健康有什么影响。

因为人们每天吃的食物是多样的，科学家很难把十字花科蔬菜单独拿出来分析，而且经常吃十字花科蔬菜的人往往也会更注意健康生活和营养的饮食。所以，关于西兰花抗癌的说法都只是传说，并没有足够的证据。

除了抗癌，西兰花的健康传说还有很多，如降血糖、降血压、呵护心血管健康等。实际上，这些也还没有确凿的证据。至于排毒，也完全是臆想。"排毒"本身就是一个营销忽悠概念。人体有自己的代谢系统，产生的有害代谢产物会通过正常的代谢系统排出体外。不管你吃什么，我们的身体都有自己的"排毒"和代谢方式。只要身体处于良好的营养状态，就不需要特殊的食谱或者食物来"排毒"。

总的来说：西兰花含有较丰富的维生素 C、膳食纤维和一些植物抗氧化物质，是一种健康的蔬菜，可以作为健康膳食的一部分，每天吃一点也可以算是一种健康的饮食习惯，不会有什么安全问题，但是，我们也不要过分迷信它的健康功效。

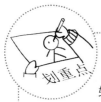

具有抗癌作用的含硫物质虽然在西兰花中含量较高，仅凭正常饮食很难达到有效的实验室摄入量。

烹调过程中，西兰花中的有效成分可能失去活性。

西兰花是一种富含营养物质的蔬菜，但不要过度迷信它有特殊保健功效。

冬季

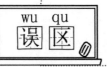

紫薯比红薯更有营养

除了红薯，还有紫薯、白薯，它们的颜色不一样，有什么区别吗？哪个更营养呢？

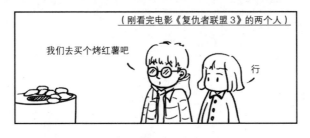

（刚看完电影《复仇者联盟3》的两个人）

我们去买个烤红薯吧

行

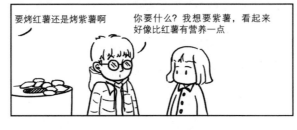

要烤红薯还是烤紫薯啊

你要什么？我想要紫薯，看起来好像比红薯有营养一点

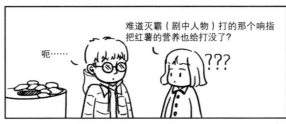

难道灭霸（剧中人物）打的那个响指把红薯的营养也给打没了？

呃……

???

咩~ ••••••

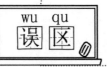

走出时令饮食误区

不同颜色的番薯是转基因？

看到不同颜色的番薯，有白色、红色，还有紫色，很多人担心，这会不会是转基因呢？

其实，它们并不是转基因。红薯、白薯和紫薯，之所以颜色不同，只是因为它们的色素比例不一样而已。番薯心的颜色取决于其含有的类胡萝卜素和花青素的比例。紫薯中由于含有大量的花青素所以呈现出紫色。红薯呈红心主要是因为还有大量的类胡萝卜素。而白薯，几乎没有什么色素，基本就是淀粉和蛋白质了。

目前，全世界范围内都没有商业化种植的转基因番薯。

不同颜色的番薯，营养有不同吗？

其实不论是红薯、白薯还是紫薯，它们都是甘薯家族（sweet potato）中的一员。甘薯，又名地瓜、山芋、番薯等。我国是世界上最大的甘薯生产国，占世界总产量的 70% 以上。

红薯

在这三种番薯中，红薯的糖分会高一些、淀粉少，所以吃起来的口感是最香甜、柔软的，特别适合烤着吃。在烤红薯的过程中，其中的部分糖分和少量蛋白质会发生美德拉反应和焦糖化反应，产生美味的香气，让人无法抗拒。

红薯的颜色之所以是红色的，主要是来自其中丰富的类胡萝卜素，有研究发现，某些品种的红薯中总胡萝卜素的含量可以达到 46.1 毫克 /100克干重。而且，它的类胡萝卜素中有很多 β – 胡萝卜素，食用后可以在人体内转化成维生素 A，对于帮助我们获得维生素 A、改善夜盲症都有很大好处。

紫薯

紫薯是最近几年很受追捧的一种番薯，大有超越红薯的势头。紫薯的特点是含淀粉少但是蛋白质多一些，膳食纤维较多，所以吃起来的口感要粗一些。

紫薯之所以是紫色的，主要是因为其中的花青素含量非常高，而花青素有很好的抗氧化能力。很多人说它能抗癌，这个完全是人类美好的想象。花青素的抗癌作用目前只是在动物和细胞实验中显示有一定作用，在人体上几乎没有相关科学证据。花青素也不是越多越好，太多了反而会促进癌细胞的生长。所以，大家不要过分迷信紫薯的健康作用。

白薯

白薯可能是我们见得最少，也吃得不多的一种番薯。实际上，白薯的膳食纤维含量非常丰富，对于容易便秘的人来说，多吃白薯还是非常好的。不过，因为它淀粉多、糖分少，所以口感发干，不太适合烤着吃。

总体来看，红薯、白薯和紫薯都是很好的薯类，整体营养价值差异不大，不用非得比个高下。喜欢吃哪种，就选哪种。

每天吃多少？

《中国居民膳食指南（2016）》推荐，普通成年人每天吃谷薯类 250～400 克，其中全谷物和杂豆类 50～150 克，薯类 50～100 克。

100 克番薯是多少呢？大概也就一个大鸭蛋那么大。

需要提醒大家的是，番薯虽然很好，但并非多多益善。相比小麦、水稻，番薯的蛋白质含量低，所以，大家平时吃的时候最好是用它替代一部分大米、面食等谷类，尽量不要只吃红薯当主食哦。

而且，对于一些胃肠道消化能力不是很好的人，食用番薯后会胃胀、胀气，最好少吃点。

＊红薯、紫薯和白薯，都不是转基因。目前全世界范围内都没有商业化种植的转基因番薯。

＊红薯、紫薯和白薯，营养价值有所不同，但没有明显差异。

＊红薯、紫薯和白薯都是薯类，都是健康的食物。

＊红薯的颜色主要来自类胡萝卜素，紫薯的颜色主要是花青素。

＊我国膳食指南推荐，普通成人每天吃谷薯类 250～400 克，其中全谷物和杂豆类 50～150 克，薯类 50～100 克。

冬季

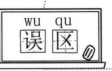

反季水果不要吃

北方的冬天温度很低，自然情况下是不会有水果的。可超市、菜市场一直有水果卖，这些都是反季水果吗？

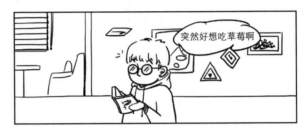

突然好想吃草莓啊

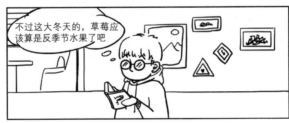

不过这大冬天的，草莓应该算是反季节水果了吧

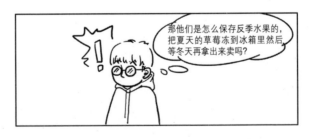

那他们是怎么保存反季水果的，把夏天的草莓冻到冰箱里然后，等冬天再拿出来卖吗？

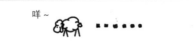

咩~ ……

反季水果到底是怎么来的？

"反季水果"通常有三种形式。

一是长期保存。随着果蔬长期保鲜、保存技术的迅速发展，把"应季"的果蔬保存到冬季是非常容易实现的。比如，在温暖的季节，把一部分香蕉、葡萄、苹果、梨、柑橘、菠萝等常见的水果利用冷藏等保鲜技术保存到冬季，几乎可以满足全年的供应。

二是大棚种植。在寒冷的冬天，大棚里依然如春天般温暖，果蔬就能正常生长、结果，满足人们的需要。这也是目前非常普遍的一种做法。

生活在北方的人们在冬季吃的草莓，大部分是大棚里种植的。草莓对光照和水分要求很高，同时还需要种植环境温度适宜、温差大、湿度适中，非常适合在大棚环境下生长，这样种出来的草莓糖分更高、风味更足，品质也要好于露天种植。

三是异地种植。植物在某地是反季的，在另一个地方却正当时。比如，几乎所有蔬菜在冬天的北京都无法在户外正常生长，而在广东、海南等南方城市却生机盎然。南方由于气候温暖，即使是冬天依然有很多果蔬可以种植。

当北方经历寒冬的时候，海南圣女果、智利的车厘子、东南亚的多种水果正是成熟季，这些水果在当地毫无疑问是应季的，但是到了北方就成了反季节的了。那你说这到底是反还是不反呢，吃还是不吃呢？

反季水果有毒？

很多人会说，反季水果生长过程中都用了很多农药之类的化学物品，所以有毒、不能吃。其实，即使是应季的水果，在种植过程中也会使用农药，都会存在农药残留，并不能说明反季水果对我们身体健康更有害。而且，只要是规范种植的，农药残留都不超标，正常食用不会对人体健康产生

冬季

危害。

还有说法认为，反季水果需要用植物激素，吃了会使人性早熟。其实不论是反季水果，还是应季水果，所有的水果都天然含有一定量的植物激素。现代种植过程中也会用到一定量的植物生长调节剂，也就是大家所说的植物激素。

不过，植物激素的效力一般都很低，而且，它们跟人体激素的分子结构和作用机理都不一样，并不会对人体产生不良影响，担心引起性早熟的想法只是杞人忧天。植物激素有很强的自限性，正常种植过程中不会添加太多。

反季水果营养差？

对反季水果的另外一个担心是，认为反季水果的营养差。反季水果与应季水果的营养价值的确可能存在一定的差异。不过，这些差异并不意味着它们没有营养，更不意味着它们有害。

从营养供应角度，吃水果的作用比不吃要好得多。在寒冷的冬天，如果没有水果，对人体健康的影响可能更大。所以冬天"吃反季的水果"比"没有水果吃"要有营养得多。

反季水果口感差？

还有不少人认为反季水果口感不好，不爱吃。

反季水果和应季水果的某些营养成分含量可能有差异，味道口感的差别还是有的。大棚种植接受日照的时间和强度，不如在自然条件下生长的水果。日照会影响水果中糖分和维生素的合成，所以反季节水果中糖和维生素含量会比同类的时令水果略低，这也是为什么大多数反季节水果吃起来口感较淡的原因。

不过，这种口味的差别其实对整体的影响不大，也不会使水果有害健康,还是可以放心吃的。光照和温度对于营养的影响,相对于口感要小得多。基本上等于没有影响。

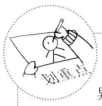

　　· 反季水果主要是通过长期保存、大棚种植以及异地种植三种方式获得。

　　· 反季水果与应季水果的营养和口感会有差异，但是这并不代表它们没有营养或有毒有害。

　　· 只要规范种植的水果，都是可以放心食用的。

　　· 相比没有水果供应，反季水果对人们的营养获得有很大帮助。

久煮的火锅汤会致癌

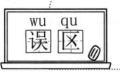

久煮的火锅汤中亚硝酸盐很多，可能致癌？还能愉快地吃涮锅、喝汤吗？

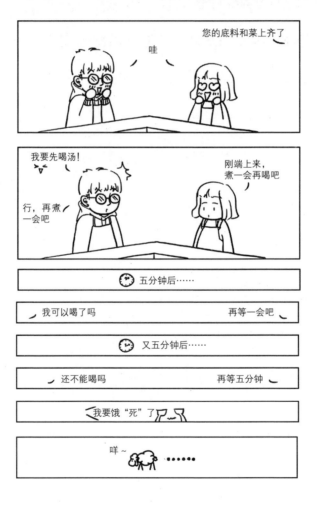

火锅汤里的确会有亚硝酸盐，亚硝酸盐可能来自硝酸盐的分解产物，但主要还是来自涮火锅时加入的食物，尤以植物性食材为主。亚硝酸盐是可以溶解到水里的，在煮火锅的时候，食物中的亚硝酸盐就会溶解到汤中。

氮是植物生长的必需元素，植物吸收环境中的氮在体内最终合成氨基酸，同时还会产生硝酸盐。在植物体内有一些还原酶，会把一部分硝酸盐还原成亚硝酸盐，因此，所有的植物食物中都含有亚硝酸盐，蔬菜中的亚硝酸盐约为 4 毫克 / 千克。随着食材储存时间的延长，新鲜蔬菜中的亚硝酸盐含量会因为细菌的活动而增加。

新鲜的鱼类和肉类中亚硝酸盐含量一般都很低。不过，我们现在吃的有些肉制品，比如火腿、培根等，由于加工过程会使用亚硝酸盐，所以成品中亚硝酸盐的含量会稍高。根据国家标准，熟肉制品中亚硝酸钠残留量是每千克不超过 30 或 70 毫克，而酱腌蔬菜中的残留标准是每千克不超过 20 毫克。

火锅汤里究竟会有多少亚硝酸盐呢？

研究发现，随着煮的时间增长，火锅汤里的亚硝酸盐含量的确会增加。广西医科大学与南宁市防疫站曾对南宁市 6 个大型火锅城进行了调查，结果发现，火锅底汤中亚硝酸盐含量为 1.01 毫克 / 升，而涮完后（45 ~ 90 分钟）的火锅尾汤中亚硝酸盐的含量平均为 1.34 毫克 / 升。上海市浦东新区食品药品监督所曾对市场上一些火锅店里的汤底进行了抽检，他们选取了大家最常吃的四种锅底：酸菜鱼汤锅底、海鲜汤锅底、骨头汤锅底和鸳鸯锅底，涮菜也包含了大家平常爱吃的蔬菜、豆制品、肉类、动物内脏、海鲜和菌类等。分别在煮了 15、30、60 和 90 分钟后测定，结果发现，煮的时间越长，汤里的亚硝酸盐含量越高，吃之前锅底汤中的亚硝酸盐平均浓度是 1.69 毫克 / 升，煮了 90 分钟后平均为 8.9 毫克 / 升，最高的酸菜底汤火锅汤中亚硝酸盐的含量达到了 15.73 毫克 / 升。可以看出，与加工肉制品和腌菜相比，火锅汤里的亚硝酸盐也并不高。

火锅汤还能喝吗？

亚硝酸盐是一种有毒物质，具有急性毒性。当人体摄入大剂量的亚硝酸盐时，可使体内血红蛋白形成高铁血红蛋白而失去输氧能力，导致人体组织缺氧，如摄入 200～500 毫克亚硝酸盐，10 分钟就会出现中毒症状，如呕吐、腹痛、发绀、呼吸困难等，摄入量超过 3 克可致死。不过，要达到它的中毒剂量（200 毫克），按照测定的最高值 16 毫克/升计算，几乎要喝 12.5 升的火锅汤才会达到。而一般人吃火锅的时候，等到吃完基本上已经饱了，很少喝汤，就算喝汤，也就一小碗，很难达到这个危险的量。

亚硝酸盐本身并没有致癌性，但是，亚硝酸盐与蛋白质分解产物会在酸性条件下发生反应产生亚硝胺类致癌物。人体胃内的酸碱度适宜亚硝胺的形成，会增加患胃癌的危险。因此，JECFA（联合食品添加剂专家委员会）对亚硝酸盐进行评估后，将它的 ADI（每日允许摄入量）定为 0.07 毫克/千克（以亚硝酸根离子计算），对于一个体重 60 千克的成年人来说，相当于 4.2 毫克。以煮了 90 分钟后含亚硝酸盐最高的酸菜底汤火锅换算（亚硝酸盐含量为 16 毫克/升），大约为 300 毫升，也就是一到两碗，根据这个量来考虑，喝火锅汤还是有一定风险的。不过，一般人不会每天都吃火锅，也不会每次喝很多汤，倒也不用太担心。不过，久煮的火锅汤里亚硝酸盐的确会多一些，而且脂肪含量一般也不低，建议还是多吃菜少喝或不喝汤底。

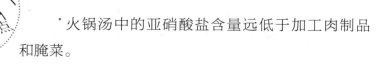

· 火锅汤中的亚硝酸盐含量远低于加工肉制品和腌菜。

· 正常吃火锅时很少喝汤，即使喝汤，摄入量也达不到亚硝酸盐的中毒剂量。

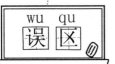

冬季喝汤能大补

天气越来越冷了，如何抵御严寒呢？常说喝汤能大补，冬天要不要经常煲汤喝呢？

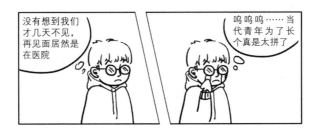

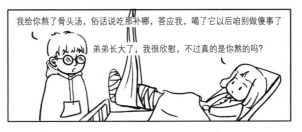

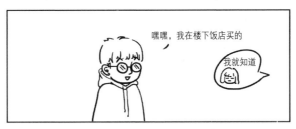

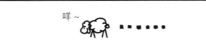

冬季

155

喝汤比吃肉更有营养？

以炖鸡汤为例。人们能从鸡肉中获取的主要营养成分是优质的蛋白质，此外还有脂肪、维生素以及钙等矿物质。在炖鸡汤的过程中，脂肪很容易溶到汤中，同时，一些脂溶性维生素和矿物质也会溶入汤中。

但是，鸡汤并不会比鸡肉的营养价值高。

研究发现，在炖鸡汤的时候，鸡肉中的蛋白质只有小部分会溶入汤中，通常不超过10%，但融入汤中的脂肪可达20%以上。只喝汤、不吃肉，相当于扔掉了百分之九十以上的蛋白质，脂肪倒是喝进去不少。你说喝汤怎么会比吃肉更营养呢？

冬天喝汤能大补？

肉汤味道鲜美，很多人都很喜欢。不过，要说冬天喝汤能大补，那就夸大了汤的作用。

骨头汤是很多人的最爱。说喝骨头汤大补的一个理由是，喝骨头汤能补钙。其实，骨头虽然含钙丰富，但骨头汤里的钙却很少，对补钙其实并没有很大帮助。

研究发现，不管你把骨头炖多久，骨头中的钙也很难溶进汤里。而且，骨头中的钙都是螯合形式，并不利于人体吸收。况且，骨头汤中含有很多脂肪和盐，嘌呤还高。想要靠喝骨头汤补钙就太不实际了，不仅钙没补上，还可能导致肥胖、血压不稳、尿酸升高等。

除了骨头汤，各种肉汤由于味道鲜美也备受人们喜爱。比如，羊肉汤、鱼汤，这两种汤通常都是乳白色的，很多人都说这种乳白色是营养好的表现，多喝能大补。

乳白色的汤其实是脂肪乳化形成的。汤颜色白，恰恰说明它里面的脂肪含量不低，加上不少的盐和嘌呤，这样的汤喝多了，不仅不会补身体，还会增加痛风、肥胖和高血压的风险。

至于最近几年开始流行的蔬菜汤，虽然有蔬菜，但是量太少，而且维生素 C 也会损失不少，谈不上是什么健康的选择。

总的来说，冬天喝汤并不能大补身体。

煲汤越久越有营养？

很多人发现，煲汤的时候，煮的时间越久，味道就越鲜美，所以，很多人就理所当然地认为这样的汤更营养。其实，事实并非如此。

汤主要是水，它的香味主要来自其中所含的脂肪和鲜味物质。而常见的鲜味物质主要是一些脂溶性的成分和氨基酸。煲汤时间越久，这些鲜味物质就会更多地溶解到汤里，所以喝起来就会觉得味道更鲜美。

但是，这并不意味着汤会更营养。汤里的营养主要来自其中的干货，比如各种肉或者蔬菜。以排骨汤为例，研究发现，排骨莲藕汤熬 2 个小时，蛋白质含量是 0.5 克 /100 克，再熬 2 个小时，蛋白质也才涨到 0.67 克 /100 克。可见，汤里的营养其实非常少，煲汤多久都不会有更多的蛋白质溶出。

如何喝汤更健康？

喝汤尽量少放盐和油。汤好喝，但是它最大的问题是盐多、脂肪也多，对于控制血压和心血管健康都非常不利。建议平时喝汤的时候尽量不要太咸，少放点盐，少做油大的汤。

尽量别喝太烫的汤。冬天天气冷，大家都想喝点热乎的汤。不过，世界卫生组织评估认为，喝汤温度太高会增加食管癌的风险。所以，建议大家还是不要喝太烫的汤，最好不要超过 65℃。

· 喝汤也要吃肉，汤中大多是脂肪，主要的蛋白质营养素存在于肉中。

· 肉汤除脂肪外，还有不少盐和嘌呤，喝太多可能增加痛风、肥胖、高血压的风险。

· 冬季喝汤并不能大补。

· 煲汤时注意营养搭配，少放盐和油。

· 刚出锅的汤不要着急喝，温度太高易烫伤食管黏膜。

走出时令饮食误区

158

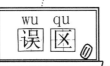

腊八蒜能抗癌、降血脂、软化血管

对于大部分北方人来说，腊八节泡腊八蒜、除夕吃腊八蒜是不可少的过节仪式。腊八蒜真的具有"抗癌、软化血管"的功效吗？

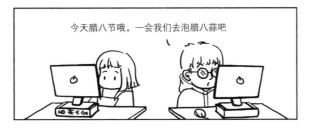

今天腊八节哦，一会我们去泡腊八蒜吧

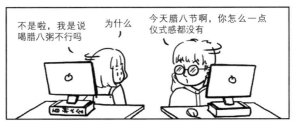

不是啦，我是说喝腊八粥不行吗

为什么

今天腊八节啊，你怎么一点仪式感都没有

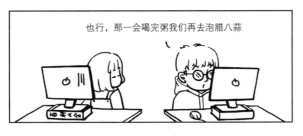

也行，那一会喝完粥我们再去泡腊八蒜

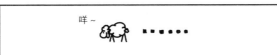

咩~

· · · · · · · ·

冬季

腊八蒜为什么是绿色的？

大蒜本来是白白净净的，为何腊八蒜就变成了绿色的呢？是因为染色吗？

其实，这并不是染色，而是一种天然反应。

腊八蒜是用大蒜加醋泡制而成的。大蒜中天然含有一些含硫化合物，这些物质本来是无色的，但在低温和酸性条件下，在蒜酶的催化下，可生成硫代亚磺酸脂、丙烯基硫代亚磺酸脂、烯丙基硫代亚磺酸脂等大蒜色素的前身物质，进一步经过一系列的反应进而生成大蒜色素。

通常，最初形成的为蓝色素（又叫蒜兰素），蓝色素不稳定逐渐转化为黄色素（又叫蒜黄素）。而且，刚开始的时候，蓝色素更多，两者共存时，就使蒜看上去是绿色的。如果继续泡制，蓝色素减少，黄色素增多，大蒜会逐渐变成淡黄色。

吃腊八蒜能够预防癌症？

很多人说，腊八蒜吃了能预防癌症，还能软化血管。其实，这些说法都没有足够的科学根据。

腊八蒜中的色素的确存在功能成分和抗氧化性，大蒜中也有一些活性物质，但并不能说明它就真的会对人产生什么保健功效。

以抗癌的说法为例。大蒜抗癌的说法，最早来自一些观察性研究，发现似乎食用大蒜能减少胃癌、食管癌、结直肠癌等胃肠道恶性肿瘤的发生。但很多研究都是存在问题的。

例如，有研究纳入了 5000 多个胃癌的高危患者，一部分给予蒜剂加硒剂，一部分给予安慰剂，结果 5 年后蒜剂服用者患癌尤其是胃癌的风险，显著低于安慰剂组，但该研究的准确性和真实性都不见得有保证，而且给予蒜剂组有其他添加成分，并不能说明是蒜剂单独起作用。目前来看，并没有足够的证据可以说明吃大蒜或者腊八蒜能抗癌。

美国国家癌症研究所（NCI）评估认为，大蒜只是一种具有潜在抗癌特性的蔬菜。

世界卫生组织推荐，一般成年人每天吃2~5克鲜大蒜，对健康具有积极作用。但世界卫生组织也表示，这种剂量并没有太多数据支撑，换句话说，他们也不知道这样吃是不是真的就能抗癌。

至于大蒜、腊八蒜降血脂、软化血管、预防心血管疾病的说法，也存在同样的问题。而且，考虑到大蒜通常只是作为一种调料使用，吃的量很少，所以不用指望它能软化血管或者降血脂了。

怎么吃大蒜最健康？

无论是吃腊八蒜，还是大蒜，都要适量食用。按照世界卫生组织的推荐，大概就是2~3瓣的量。毕竟吃太多会有口气，在公共场所容易造成尴尬。

对于一些正在服用药物的人，吃大蒜最好谨慎，仔细阅读药物说明书，有一些药物会跟蒜的成分发生相互作用、增强药物毒性，常见的有华法林和达比加群，这两种都是常用的口服抗凝药。

最后，还是要提醒大家，无论是腊八蒜还是大蒜，都没有那种神奇的健康作用，更不会有什么治疗疾病的作用。喜欢吃就少吃点，但不要迷信它的功效哦。

划重点

· 腊八蒜之所以是绿色的，其实是低温条件下，含硫物质在蒜酶作用下生存了蒜兰素和蒜黄素，这是正常反应。

· 腊八蒜产生的色素有较好的抗氧化性，但是目前并没有证据显示它能帮助人体抗癌或者降血脂。

·大蒜抗癌的说法虽然由来已久，但目前的研究来看，其实并没有足够的依据。

·大蒜会增加一些药物的毒性，吃药的时候需要注意看药物说明书。

·大蒜会有很大口气，是否吃大蒜，还要考虑是否影响他人。

·日常饮食注意食物多样化，偶尔吃大蒜即可，不用太迷信它的健康作用。

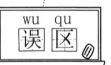

吃红枣能补血

红枣补血的说法由来已久，很多女生每天都会吃几粒红枣，红枣真的能补血吗？

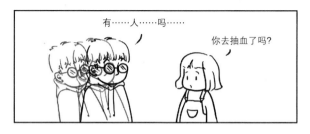

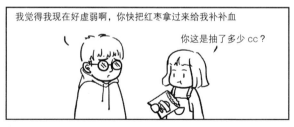

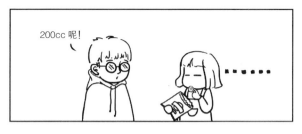

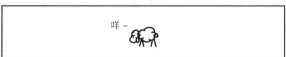

冬季

163

红枣补铁？效果并不理想！

女性往往会面临更高的贫血风险，尤其是缺铁性贫血，这让很多女性也更加重视补血。不过，红枣真的能补血吗？

预防缺铁性贫血，首先要补铁。每100克干红枣中铁的含量大概是2～4毫克，这与一些动物性食品，如猪肝、鸡肝相比，实在是非常低。

红枣中的铁含量，不仅不高，而且吸收率还低。人体平时吸收利用的铁分为血红素铁和非血红素铁。红枣中的铁就是非血红素铁。非血红素铁被人体利用起来有点麻烦，先要把不溶性的铁变成可溶状态，再吸收进入血液，才能用它来合成血红素。这个过程中，还有植酸、草酸、磷酸、膳食纤维等多个妨碍因素，吸收利用效率会大打折扣。

而血红素铁，人体可以直接"拿来"吸收并为己所用，制造自己的血红蛋白，利用率就高很多。血红素铁含量较高的食物主要是动物的肉类、内脏和血液，包括猪肉、牛肉、猪肝、鸡肝等。由于动物性食物铁的吸收利用率高，如果真的已经贫血了，医生和营养师所建议的首选"补血"食品，往往不是红枣，而是红色的动物内脏和红色的肉类，同时还会建议补充维生素C，因为这样的效果快且好。仅靠吃红枣，很难改善。所以，"红枣补血"的效果并没有大家想象的那么好。

补血，非血红素铁也很重要！

那么，红枣对于补铁就一点帮助也没有吗？其实也不然，这并不意味着红枣不是铁的好来源。

其实，非血红素铁在人们的日常总膳食中也不容忽视。虽然血红素铁的吸收率高，但是，血红素铁在人们每天摄入总铁量所占的比例并不高，一般来说，每日血红素铁的摄入量只占总铁摄入的10%～15%。调查发现在美国，人们每天所需的铁有一半来自面包、谷物等植物性食物。所以，非血红素铁对人体也很重要。

虽然比不上红肉类，但在植物性食品里，枣类，不论是干枣还是鲜枣，都算是不错的补充铁的食材。非血红素铁虽然吸收比较麻烦，但如果有大量维生素 C 和有机酸来帮忙，非血红素铁的吸收率就能提高一些。比如山楂，既富含维生素 C，又富含有机酸，辅助补铁效果就不错。而且，我们每天的饮食并不是单一的食物，包含有多种多样的食物，混合食物中铁的总体消化率并不会有太大差异。调查显示，含有肉类、海产品和维生素 C 的混合饮食，其铁的生物利用率为 14%～18%，而素食饮食铁的利用率则为 5%～12%。所以，考虑到整个饮食结构，植物性食物的铁还是能发挥作用的。

缺铁性贫血怎么吃？

目前，国际权威机构，如美国 CDC、NIH、英国 NHS 等都推荐，预防缺铁性贫血的食物有两类：第一，多吃富含铁的食物；第二，多吃富含维生素 C 的食物。

红枣在欧美国家很少食用，它们推荐的植物性食物中往往包括葡萄干、李子干、杏干等富含铁的植物性食物，还有绿菜花、橙子等富含维生素 C 的食物，如果对比数据，你会发现，我们的干红枣铁含量高于葡萄干、杏干，鲜枣的维生素 C 含量也很高。由此可以看出，红枣算是一种可以用来预防缺铁的食物，鲜红枣维生素 C 含量丰富，可以提高铁的吸收率；干红枣铁含量也不低，可以作为一种铁的食物来源。

红枣应该怎么吃？

红枣能够作为日常铁的食物来源还有一个重要原因是，红枣好吃，吃起来还很方便。干红枣的主要成分是糖，占 70%～80%，它的铁含量为 2～4 毫克 /100 克，而且干扰铁吸收的物质如草酸、植酸之类含量很少。

冬季

秋冬季节的鲜枣，酸脆爽口，维生素 C 含量大约在 200 毫克 /100 克，维生素 C 可以促进铁的吸收利用。

不论是干红枣还是鲜红枣，味道都很甜美好吃，很受女性的欢迎，既是不错的餐间零食，也可以放在甜食和面点中吃，比如银耳大枣汤、枣糕、大枣桂圆八宝粥等，吃起来很方便，很容易就可以吃掉不少枣，对于补充铁还是有帮助的。

所以，作为女性日常一种铁的食物来源，红枣还是不错的。

 ˙大枣是铁的来源之一，也是比较好的零食和甜食，每天吃一点是有益的补充，但不能作为解决贫血问题的主要措施。

 ˙如果已经达到贫血的临床标准，需要尽快就医，弄清贫血原因，同时全面调整饮食，千万不要以为吃几粒大枣就能轻松解决。

走出时令饮食误区

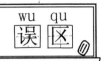

寒冬温补多吃羊肉

寒冷的冬季，涮羊肉、羊肉汤是很多人的最爱。俗话说，冬天吃羊肉，暖和一冬天。

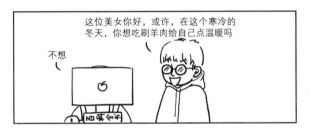

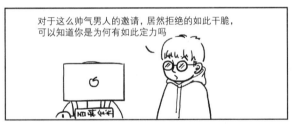

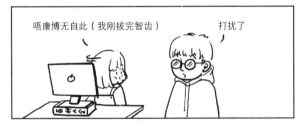

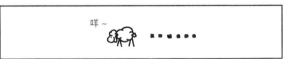

冬季

羊肉有什么营养?

羊肉是一种畜肉,含有丰富的优质蛋白质。羊肉也是一种红肉,富含血红素铁。铁、锌等微量元素容易吸收,蛋白质含量又高,对贫血缺锌的人来说,羊肉是很好的选择。

羊肉虽然含有一些饱和脂肪和胆固醇,但对于正常人群来说,本来没有血脂高的问题,吃些饱和脂肪和胆固醇是完全无害的。而对于平日大鱼大肉摄入过多,血脂较高,低密度脂蛋白胆固醇含量超标的人来说,涮羊肉还是少吃点好。

吃羊肉真能暖身子吗?

人们喜欢冬天吃羊肉的一个原因是认为羊肉能暖身子,帮忙抵抗严寒。传统养生理论认为羊肉"性热",其实是说,它会促进人体的热量散发,让人有发热的感觉。吃羊肉真的能暖身子吗?实际上,这个很大程度是食物热效应的作用。

因为羊肉中含比较丰富的蛋白质,蛋白质的食物热效应较大,也就是说蛋白质相比其他两大类营养物质——碳水化合物和脂肪,消化吸收时产生的能量更多,吃完让人们感觉身体更暖。

不光吃羊肉,吃其他肉类也有同样的作用。如果我们用猪肉、牛肉炖汤后,吃肉、喝汤也可以达到和羊肉类似的效果;或者一顿吃下比较多的猪肉、牛肉,一样能够让身体暖暖的。

所以,如果冬天的时候总是觉得身体冷,手脚冰凉,贫血或低血压,膳食中蛋白质和铁元素不足,多吃点涮羊肉,还是不错的。

吃羊肉上火？

虽说冬天吃羊肉暖身，但是，总有人吃完羊肉后，觉得火气大、浑身燥热、干渴，有些人还会出皮疹……这是怎么回事呢？有解决的办法吗？

在营养学和现代医学中，并没有所谓上火的概念。而上面这些表现，很可能也是食物热效应的作用。羊肉富含蛋白质，食物热效应较大，能增加身体散热。在消化的过程中，会动用体内大量的水分，从而出现干渴、燥热的情况。对于怕冷的人说，吃了暖身，但是，如果身体本来就容易感觉燥热，怕热不怕冷，血压偏高，甚至日常蛋白质和铁摄入过量，再吃羊肉就会觉得"上火"了。

要解决这个问题，应该注意饮食均衡，不要只吃羊肉，主食、蔬菜都要吃，并且适当多喝水就可以缓解。

有的人则可能是对羊肉过敏，吃了羊肉后，出现皮疹等现象。这时，应当多多观察身体的反应，做好饮食记录。如果确实是对羊肉过敏，以后还是别吃羊肉了。

如何健康吃羊肉？

1. 羊肉味美，不要贪多

虽然羊肉好吃，但是很多人说吃了会上火。其实，很可能是吃得太多了。

我国膳食指南推荐每天食用畜禽肉类 40 ~ 75 克，也就是不到二两，一盘涮羊肉可能就有半斤到八两，涮一盘就超标了。另外，羊肉、牛肉、猪肉，这三种常见的肉类都属于红肉，每天吃的量不要超过 50 克。所以，建议大家吃羊肉要限量，本身高血脂、高血压的人更应当减少羊肉的摄入量。

2. 羊肉汤脂肪多，要少喝

除了吃肉，许多人也爱喝鲜美的羊肉汤。不少人认为，熬煮到乳白色的羊肉汤是最正宗的，营养也更加丰富。其实，乳白色的羊肉汤中脂肪含量很高，它只是味道好喝，但并不健康。脂肪越多，汤汁越容易熬煮成乳白色。对于追求美味与健康的人，不要喝太多羊肉汤为好。

3. 吃羊肉一定要充分熟透

冬天涮羊肉，很多人着急吃，或者喜欢滑嫩的口感，涮一下就吃。提醒大家，这样吃涮羊肉很容易感染寄生虫。

羊肉中可能含有旋毛虫、肉孢子虫、弓形虫等，这些寄生虫卵一般要在80℃的高温下才能被杀死，如果涮肉的时间太短，可能无法完全杀死它们。

建议羊肉至少应该在沸腾的锅内烫1分钟左右，等到肉色由鲜红完全变成灰白才可以吃。传统做法"七上八下"其实就差不多。

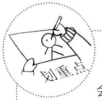

　· 羊肉中蛋白质含量丰富，食物热效应大，吃完会让人们感觉更暖和。

　· 不能光吃羊肉，饮食要均衡，搭配蔬菜、主食食用更健康。

　· 掌握涮羊肉的量和加热时间，羊肉汤要少喝。

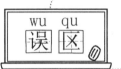

冬季进补吃点阿胶膏

一直有说法称，吃阿胶补气养血，适合冬季进补，这是真的吗？

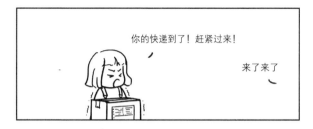

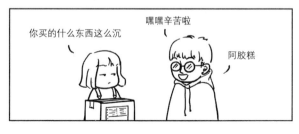

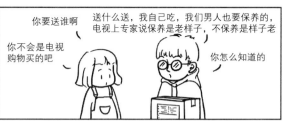

冬季

阿胶是什么做的？

一般我们都认为阿胶是以驴皮为主要原料，还要加黄酒、冰糖、豆油等，经过复杂的工序加工而成。其实阿胶也有用牛皮、马皮或者猪皮做的。

早期的阿胶源自各种动物胶，有史料记载的最早的是用牛皮做的。驴皮胶在汉代之后出现，历史上，牛皮、马皮、猪皮都用来做过阿胶，直到清代才确立驴皮为正宗阿胶原料。现在依然有企业用牛皮等其他动物皮做阿胶。不管是用牛皮、猪皮还是驴皮做的胶，其实都没有太大区别，主要成分都是胶原蛋白。

阿胶能补气养血吗？

传统都认为阿胶有补气养血的作用，这也是人们认为吃阿胶能滋补的原因。不过，阿胶并没有很好的补血功能。

阿胶的主要成分是胶原蛋白，其中所含的铁是很少的。而我们平时说的贫血，大多是缺铁性贫血，要补血就是要补铁。阿胶里的铁很少，吃阿胶怎么就能补血呢？所以，理论上，吃阿胶对补血其实没有什么帮助。

而且，从目前的研究来看，几乎没有什么可靠的研究显示吃阿胶能补血。

到底要不要吃阿胶呢？

从营养学角度，胶原蛋白其实是一种营养价值非常差的蛋白质，它缺乏人体必需的氨基酸——色氨酸。

我们评价一种蛋白质的营养价值主要看它的氨基酸组成。氨基酸有20种，其中有8种是必需的，其他12种则可以通过其他氨基酸转化而来。一般来说，必需氨基酸越多，这种蛋白质的营养价值就越高。而胶原蛋白中含有大量的非必需氨基酸，完全不含必需的色氨酸。所以，从营养角度，胶原蛋白其实是一种劣质蛋白质。

阿胶补血等健康功效，其实都没有足够的科学依据。如果真的出现缺铁性贫血，最常见的补血方法是补充铁、维生素 C 等营养物质，帮助血红蛋白的合成，比如吃点瘦肉，多吃蔬菜和水果，既经济又方便。

而阿胶，以市售最火的东阿阿胶为例，250 克阿胶块的价格有 1000 多元，要不要买阿胶，我觉得还是看看自己的荷包吧。

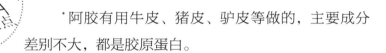

·阿胶有用牛皮、猪皮、驴皮等做的，主要成分差别不大，都是胶原蛋白。

·从营养成分而言，没有科学证据能说明阿胶可以补血。

冬季

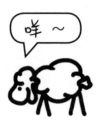